古方中的清肠家常菜

简易古食方护佑全家人丛书

余瀛鳌 陈思燕 编著

中国中医药出版社

·北京·

前言

　　我国传统在治疗疾病的同时，非常重视饮食的调养作用。做好了日常饮食的功课，一方面可以起到辅助治疗疾病的作用，另一方面可以起到预防疾病发生、发展的作用。这也是我国药膳食疗一直受到大众高度重视的原因。

　　中医认为"药食同源"，食物与药物同出于大自然，密不可分，只是具有各自的形、色、气、味、质等不同特性，本质上并没有严格区别。

　　食物一般偏性较轻，作用和缓，适用人群广泛，常服无碍；而药物偏性较重，食后反应强烈，有些甚至有毒性，必须对症，不宜久服。通过单纯的食物或药物，或食物与药物相结合来进行营养保健以及治疗康复，在我国传统中极为普遍。也有不少既可作为食物也可作为药物的材料，称为"药食两用材料"，在食疗中是最为常用的。如在众多的本草、方剂典籍中，枸杞子、山药、羊肉、乌鸡、桂皮、生姜、枣、椒、茴香、扁豆、薏米、甘草、茯苓、酒、醋等材料出现的频率极高。

　　《寿亲养老新书》中说："水陆之物为饮食者不管千百品，其五气五味冷热补泻之性，亦皆禀于阴阳五行，与药无殊……人若知其食性，调而用之，则倍胜于药也……善治药者不如善治食。"

　　饮食永远是一个人健康的根基。《素问·五常政大论》中说："谷肉果菜，食养尽之。"《素问·脏气法时论》中说："五谷为养，五果为助，五畜为益，五菜为充，气味合而服之，以补精益气。"

如有一些身体不适，首先要用食疗调理，食疗无效时再用药疗。唐代医圣孙思邈在《备急千金要方》中说："凡欲治疗，先以食疗，既食疗不愈，后乃用药尔。"讲的就是这个"先食后药"的原则。

基于以上的认知，我们编纂了这套图书。它针对五脏保养和常见疾病，借鉴整理了大量中医典籍古方以及流传广泛的民间验方，每方都介绍来源出处、功效、做法、材料特性以及宜忌人群，有据可查，安全可靠。在选方时贴近现代生活，尽量不选用药材繁多、制作不便者。强调古为今用，不刻板地生搬古方，对现代生活中不便操作的部分做了替代和改良，使之更加实用。

本套系列图书以古方为基础，以食疗为手段，以健康为目的，帮助人们在日常生活中加强保养，重新发现日常食物的价值，以最自然的方式，让生命更加和谐、健康、安宁。希望这些古老的智慧和经验，成为生生不息的能量之源，守护一代又一代人的健康！

编者

2020年2月于北京

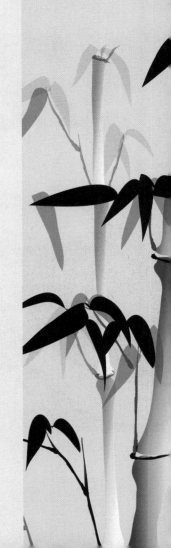

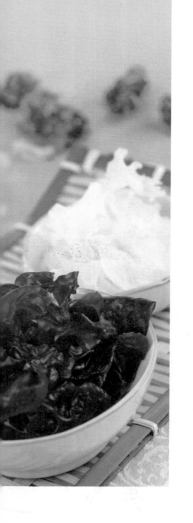

目录

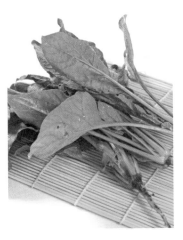

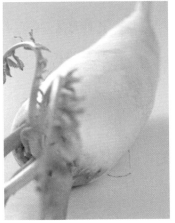

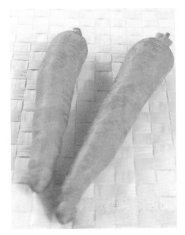

贰 泻热通便，消积宽肠下浊气

用于热结便秘、气滞便秘等伴有实证、热证的青壮年。

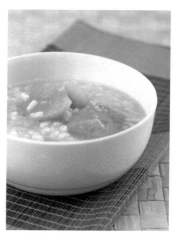
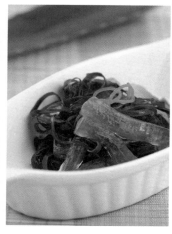
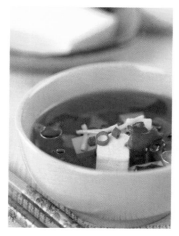

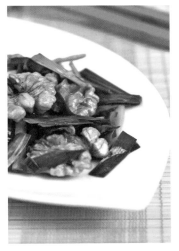
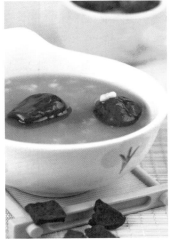
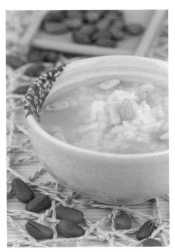

 润肠通便，老年便秘宜补虚

用于肠燥便秘、习惯性便秘等老年虚弱型便秘者。

肆 解毒止痢，净化肠道消炎症

用于急慢性肠炎、细菌性痢疾、便痢脓血等肠道炎症。

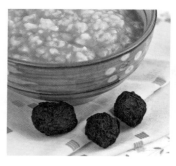
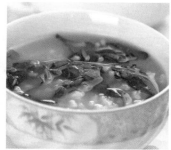
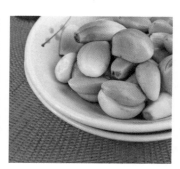

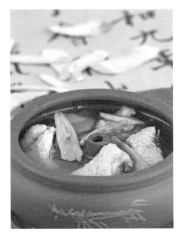
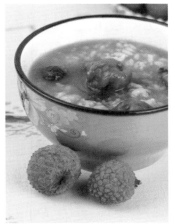
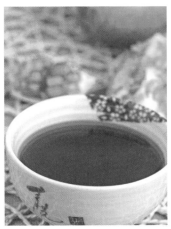

伍 补虚止泻，固气涩肠补脾肾

用于脾虚久泻、老人五更泄泻、慢性腹泻等虚弱型腹泻。

陆 小儿清肠，消积化滞胃口好

用于小儿积滞便秘、腹泻、热痢、肠道寄生虫等。

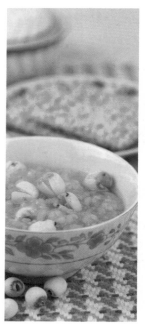
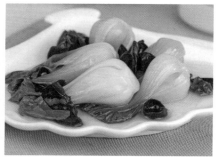
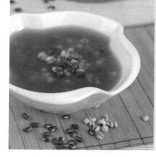
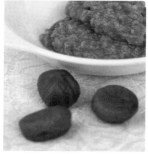
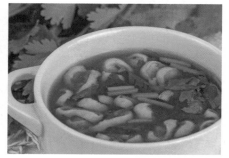

防治肠癌，排除肠毒不便血

用于便血、肠风下血、结肠癌、直肠癌等。

 消肿止痛，痔疮出血能缓解

用于内外痔肿痛、痔疮出血、脱肛、肛裂、肛瘘等。

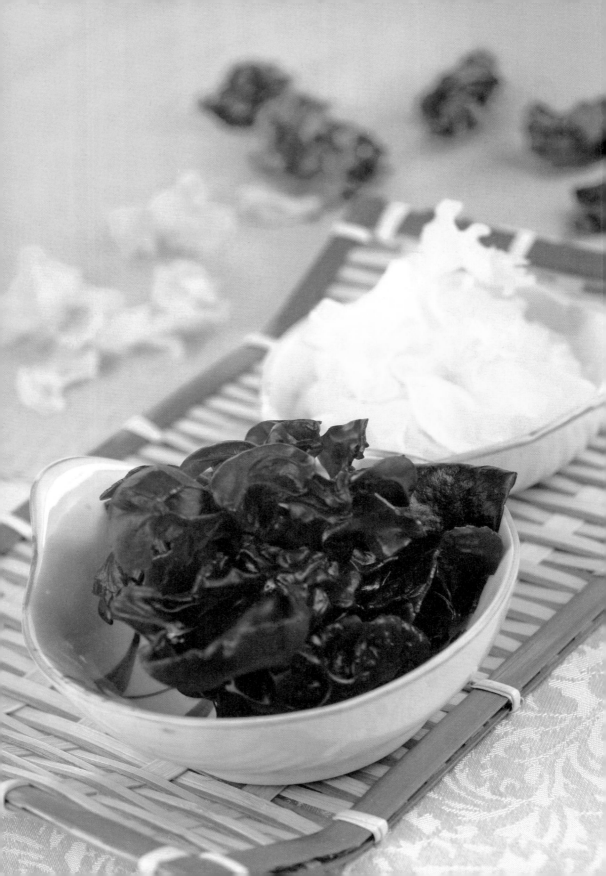

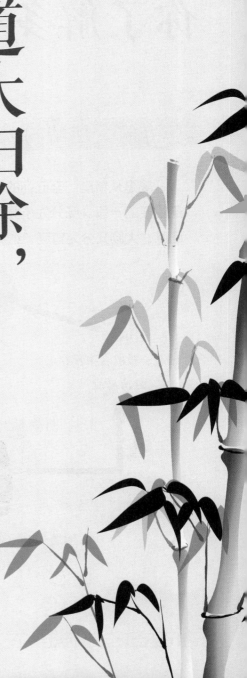

壹

肠道大扫除，洁净不生病

及时清除体内垃圾，是保障人体健康的基础。

关于肠道，
你了解多少

肠道的生理结构

　　肠是从胃幽门至肛门的消化管道，是消化道中最长的一段，也是功能最重要的一段。肠分为小肠和大肠。其中，小肠又分为十二指肠、空肠、回肠；大肠又分为盲肠、结肠和直肠。

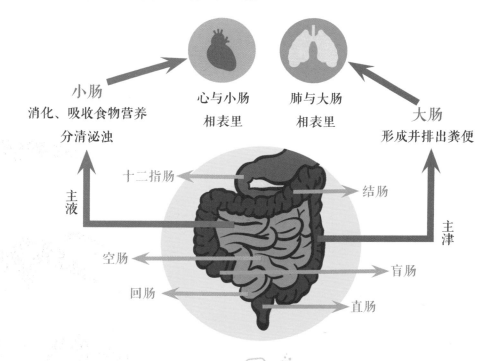

小肠
消化、吸收食物营养
分清泌浊

心与小肠
相表里

肺与大肠
相表里

大肠
形成并排出粪便

主液

十二指肠

结肠

主津

空肠

盲肠

回肠

直肠

小肠主分清泌浊

小肠可受盛化物

小肠可接受、盛纳经胃腐熟的饮食物，消化和吸收其中的营养（精微物质），也称为"受盛化物"。

营养物质几乎全部在小肠内被吸收，如果小肠的"受盛化物"功能出现异常，会出现消化不良、腹部胀痛、大便溏泄等症。

小肠可分清泌浊

小肠接受胃中传化来的水谷，清者（有营养的部分）经吸收后，通过脾的运化转输，输布到身体各个部分而被利用；浊者（食物残渣糟粕及人体代谢产物）则形成粪便下注大肠，排出体外；其代谢剩余的水液即下输膀胱，形成尿液。以上功能也称为"分清泌浊"。

此功能正常，则水液和糟粕各走其道而二便正常。若清浊不分，则无法区分营养、糟粕及水液，就会造成水谷及废物混杂，一起排出体外，出现便溏、泄泻。

大肠为传导之官

大肠可传导糟粕

中医称大肠为"传导之官"，它接受小肠泌别清浊后的糟粕（食物残渣及代谢产物），吸收剩余的水液后，形成粪便，排出体外。如果大肠传导糟粕的功能失常，就会导致便秘、泄泻等大便排泄异常问题。

大肠可吸收津液

大肠接受由小肠下注的饮食物残渣和剩余水分之后，将其中的部分水液重新再吸收，使残渣糟粕形成粪便而排出体外。因此，大肠病变多与津液有关。如大肠虚寒，无力吸收水分，则水谷杂下，出现肠鸣、腹痛、泄泻；如大肠津液干枯，则大便干燥秘结。

肠以通降为顺

在中医里，肠属于人体"六腑"（六腑为胆、胃、小肠、大肠、膀胱和三焦）。"腑"皆为空心脏器，其生理特点是"泻而不藏""实而不能满""以通为用，以降为顺"。因此，小肠、大肠也具有通降下行的特性，必须适时排空其内容物，才能保持人体通畅，功能协调。

肠道"通降下行"太过时，易便溏、腹泻。反之，"通降下行"不及时，则糟粕内结、壅塞不通而致便秘，甚至肠梗阻。

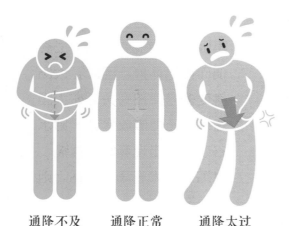

通降不及   通降正常   通降太过
则便秘   大便畅通   则泄泻

小肠主液，大肠主津

津液是机体一切正常水液的总称。津、液同属于体液，均来源于饮食，经脾胃生化而成，故多合称，但也有不同。

津   质地较清稀，流动性较大，多起滋润作用。

液   质地较稠厚，流动性较小，多起濡养作用。

在津液的整个代谢过程中，除与肺、脾、肾的通调、运化、输泄等重要功能有关外，也与小肠、大肠的功能密切不可分。

小肠在吸收水谷精微的同时，也吸收大量富有营养的水液，且小肠将剩余的水分经肾脏气化作用渗入膀胱，形成尿液，经尿道排出体外。由于小肠在泌别清浊的过程中参与了人体的水液代谢，故有"小肠主液"之说。若小肠主液能力失常，不仅导致便溏、泄泻，而且也影响小便，表现为小便短少。

大肠重新吸收水分，参与调节体内水液代谢。但大肠吸收的水分仅为水和少量无机盐，几乎没有营养，只起到濡润作用，所以称"大肠主津"。若食物残渣在大肠中停留时间过长，水分被过多吸收，则肠道津干失润，粪便易干燥硬结而便秘。反之，大肠无力吸收水分，则易致便溏、泄泻。

心与小肠相表里

> "心肠"
> 两个字经常放在一起，因为二者是相通的！

心与小肠为表里关系，相互影响，二者经脉相连，气血相通。如心火过旺时，"心移热于小肠"，会出现小便短赤、便秘等症状；若小肠实热，也可顺经上于心，出现心烦舌烂等症状。

肺与大肠相表里

肺与大肠为表里关系，相互影响。如肺气宣降正常，则大肠之气通降，大便畅通，否则容易导致大便燥结、便秘。反之，大便积滞不通，也会影响肺气肃降，表现为胸闷喘满等。

■《素问·五脏别论》："六腑者，传化物而不藏，故实而不能满也。所以然者，水谷入口，则胃实而肠虚。食下，则肠实而胃虚。"

■《类经·藏象类》："小肠居胃之下，受盛胃中水谷而分清浊，水液由此而渗入前，糟粕由此而归于后，脾气化而上升，小肠化而下降，故曰化物出焉。"

■《诸病源候论·诸淋候》："膀胱与肾为表里，俱主水，水入小肠，下于胞，行于阴，为溲便。"

■《脾胃论·大肠小肠五脏皆属于胃，胃虚则俱病论》："大肠主津，小肠主液，大肠、小肠受胃之荣气，乃能行津液于上焦，灌溉皮肤，充实腠理。"

肠道清，排泄畅，人健康

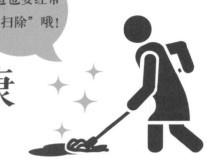

肠道也要经常"大扫除"哦！

肠道就像一个垃圾清理站，也是人体最大的免疫器官。肠道正常运转时，会把人体摄入及代谢产生的大部分有害物质或多余废物排出体外，使之不能危害人体健康。

反之，肠不清则人不净，若垃圾不及时清理，人体长期处于不洁净的状态时，各种疾病也就不请自来了。

因此，经常给肠道"做保洁"，保证肠道清洁、畅通，是保障身体健康的重要步骤。

"肠毒"不清易致病

"肠毒"并不是一个医学概念，而是为了方便描述而形成的通俗说法，一般是指危害人体健康的肠内毒素，是肠道内有害物质的总称。其包括长时间存在于肠道中未能及时排出的垃圾混合物，如粪便、人体代谢产物、有害细菌、有害气体、致癌物、重金属盐等。

这些积存在人体肠道内的有害物质如不能及时排出，就会有部分通过结肠黏膜吸收，经静脉系统进入肝脏，导致肝脏负担加重，损害肝脏解毒功能；另一方面，进入血液中的有害物质还会对人体各个器官和系统造成一定的损伤。

养护好肠道生态系统

肠道细菌不都是有害的

肠道内有大量微生物菌群，与人体共生而存在。其成分十分复杂，如仅是结肠内，菌种就达400种以上。肠道内的细菌既有"有害菌"，也有"有益菌"，就像一个生态系统，维持着一种动态平衡。一个健康的肠道必然是有益菌占优势。

养护肠道就是要增加有益菌，减少有害菌，保持一个健康的肠道微生物环境，有利于有益菌发挥作用。

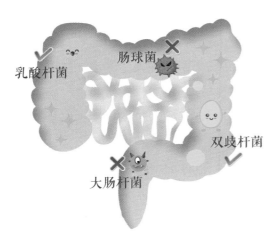

有益菌的作用

■ 刺激并提高身体的免疫功能，避免病原菌的侵害。如双歧杆菌，能使肠道过多的革兰阴性杆菌下降到正常水平，减少内毒素的吸收；乳酸杆菌能抑制病原菌在肠道内繁殖。

■ 抑制并排斥过路菌群的入侵和聚集，既能促进排泄，又能缓解腹泻，调节人体与微生物之间的平衡状态。

■ 降解、清除体内的致癌因子，激活体内的抗肿瘤细胞因子等，起到抗肿瘤的作用。

有害菌的危害

■ 产生有害物质（毒素），这些物质不但是恶臭屁、体臭、口臭的来源，更会加速肠壁的老化，产生导致癌症的物质，成为大肠癌的发病根源。

■ 免疫功能下降，细菌或病原菌更容易侵入而致病，如发生细菌感染、腹泻、痢疾等。

■ 排泄不顺畅，肠内囤积粪便。

便秘，
辨清虚证与实证

便秘症状

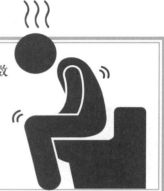

■排便频率减少，一般超过3天不排便，或7天内排便次数少于2~3次。
■粪便量少，且干硬，有的呈干粪球状。
■排便困难，排便时间过长或过于用力。
■伴有腹胀、口苦、食欲减退、疲乏等症状。

便秘危害多

正常粪便中的有害物质约为22种，其中包括硫化氢、氨气、沼气等有害气体和苯类、吲哚、肉毒杆菌毒素、尸毒、蕈毒碱、甲酚、丁酸等有害物质，以及一些对人体有害的重金属盐类。而长久积存在人体肠道内的宿便及其他垃圾，细菌和分解产物的含量会比正常粪便更高，对健康危害极大，如代谢综合征、免疫力低下、皮肤顽症、色斑、癌症等，都与长期便秘有关。

此外，便秘日久、坐便时间长、排便困难、排便时过度用力，容易引发痔疮以及眩晕、高血压、心脏病、中风发作，甚至出现猝死等意外。

便秘有不同类型

便秘是指由于大肠传导功能失常导致的大肠病症，以大便排出困难、排便时间过长、排便间隔时间延长为主要特征。

便秘可能发生在任何人身上，从婴幼儿到老年人，从强壮的男性到虚弱的产妇，都有便秘可能。有人是暂时性便秘，也有人是习惯性便秘，同样是大便不通、排便困难，却可能是完全不同的原因引起的。因此，分清便秘的类型非常重要。切勿滥用泻下药（如番泻叶、芦荟、大黄、巴豆等），尤其是对于虚证者，滥用泻药只会导致虚上加虚，纵然一时见效，日后必然便秘日重。

从中医角度看，一般将便秘分为实证和虚证两大类。

■古人将便秘分为风秘、冷秘、气秘、热秘、虚秘五种。《证治要诀》中说大便难"有风秘、冷秘、气秘、热秘。又有老人津液干燥，是名虚证。妇人分产亡血，及发汗、利小便、病后血气未复，皆能作秘，俱宜麻仁丸。风秘之病，由风搏肺脏，传于大肠，故传化难。冷秘，由冷气横于肠胃，凝阴固结，津液不通，胃道秘塞……气秘，则气不升降，谷气不行，其人多噯……热秘，面赤身热，肠胃胀闷，时欲得冷，或口舌生疮，此由大肠热结"。

■《素问·举痛论》："热气留于小肠，肠中痛，瘅热焦渴，则坚干不得出，故痛而闭不通矣。"

■《兰室秘藏·大便结燥门》："若饥饱失节，劳役过度，损伤胃气，及食辛热厚味之物，而助火邪，伏于血中，耗散真阴，津液亏少，故大便燥结。"

实证便秘

类型	主要表现	病因	清肠原则
热结便秘	大便干结，小便短赤，面红身热，不喜热而喜冷，腹胀腹痛，口干口臭，口燥唇焦，口舌生疮	肠胃积热或素体阳盛，大肠热结，熏蒸于上，使上部出现实火炎症，下则伤津肠燥，大便干硬。多见于年轻、体质强壮、暴饮暴食者	清热润肠
气滞便秘	大便秘结，欲便不得，胸胁痞满，脘腹胀气、胀痛，嗳气频作，进食减少	情志失和，忧愁思虑，肝脾之气郁结阻滞，气机升降失调，导致传导失常而大便秘结。多见于七情郁结、情绪不佳及久坐少动者	理气导滞

■《景岳全书·秘结》："阳结证，必因邪火有余，以致津液干燥。"
■《金匮翼·便秘》："气秘者，气内滞而物不行也。"

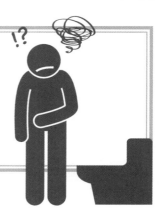

虚证便秘

类型	主要表现	病因	清肠原则
气虚便秘	虽有便意，临厕努挣难下，挣则汗出短气，便后疲乏且有未尽感，大便并不干硬，肛门下坠，小腹胀满或会阴堵胀，面色青白，精神倦怠，言语无力	气虚则大肠传送无力，升举失常甚至气虚下陷，导致无力排便。多见于年老体衰者	健脾益气，润肠通便
血虚便秘	大便秘结，面色无华，唇甲色淡，唇舌干燥，头晕目眩，心悸不宁	阴血不足，津液干枯，不能濡润大肠，导致大便秘结。常见于年老体弱、精血不足者或产后血虚津少者	养血润肠
阳虚便秘	大便艰涩，排出困难，小便清长，四肢不温，喜热怕冷，面色㿠白，口唇色淡，腹中冷痛或腰背酸冷，舌胖苔白	脾肾阳虚，阴寒内盛，寒凝气滞，温运无力，故大便艰涩难解	温阳散寒，且忌燥热
阴虚便秘	大便干涩，坚硬难出，食纳不少而运化不强，兼有潮热盗汗、五心烦热、眩晕耳鸣、舌红少津	脾虚津少，或肾阴亏虚，导致肠液干枯，大便坚硬难解	滋阴润燥

泄泻，
急性、慢性大不同

泄泻症状

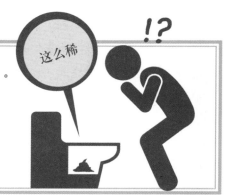

■大便次数增多，腹痛（较轻，或有或无）。

■粪质稀薄，甚至泻出如水样。

■完谷不化，便中无脓血。

■常伴有脘腹不适、腹胀肠鸣、食少纳呆、小便不利等症状。

这么稀 !?

　　泄泻是一种常见的脾胃肠病症，一年四季均可发生，以夏秋两季较为多见，起病或缓或急，常反复发作。可由外感寒热湿邪、内伤饮食情志、劳倦、脏腑功能失调等原因诱发或加重。

　　泄泻可见于西医学中的多种疾病，如急慢性肠炎、肠结核、肠易激综合征、吸收不良综合征等。

泄泻的中医常用词	■泄：粪出少而势缓，如漏泄之状。
	■泻：粪大出而势直无阻，如倾泻之状。
	■便溏：大便不成形，形似溏泥，即粪质稀薄。
	■完谷不化：大便中含有较多未消化的食物，多为脾肾亏虚所致。
	■五更泻：也叫鸡鸣泄，每日凌晨时泄泻，多为老年肾虚所致。

急性泄泻

类型	主要表现	病因	清肠原则
寒湿泄泻	粪质清稀，甚则如水样，腹痛肠鸣，脘闷食少，苔白腻，脉濡缓。若兼外感风寒，则恶寒发热头痛，肢体酸痛，苔薄白	外感湿、寒邪气，困阻脾胃，以致升降失调、清浊不分、水谷杂下所致	芳香化湿，解表散寒
湿热泄泻	泄泻腹痛，泻下急迫或泻而不爽，粪色黄褐，气味臭秽，肛门灼热，身热口渴，小便短黄，苔黄腻	外感湿、热邪气，困阻脾胃，脾失健运，大小肠传化失常、升降失调、清浊不分所致	清肠利湿
伤食泄泻	泻下稀便，臭如败卵，伴有不消化食物，脘腹胀满，腹痛肠鸣，泻后痛减，嗳腐酸臭，不思饮食，苔垢浊或厚腻	饮食过量或过食肥甘油腻、辛辣刺激、生冷寒凉、有毒不洁的食物，伤及脾胃肠所致	消食导滞

　　急性泄泻多由外因所致，在日常生活中要加强预防。如注意饮食卫生、饥饱适当、起居有常、冷暖适宜、多饮水、多温食，即可避免发病。

　　急性泄泻及时调治后，大多能治愈。但如果没能及时调治，反复发作，会导致病程迁延，日久不愈，由实转虚，变为慢性泄泻。

慢性泄泻

类型	主要表现	病因	清肠原则
脾虚泄泻	因稍进油腻食物或饮食稍多，大便次数随即明显增多而发生泄泻，伴有不消化食物，大便时泻时溏，迁延反复，食少萎黄，食后脘闷不舒，神疲倦怠，舌淡苔白	脾虚湿盛、大小肠传导失调所致	健脾益气，和胃渗湿
肾虚泄泻	五更泻，黎明之前脐腹作痛，肠鸣即泻，泻下完谷，泻后即安，小腹冷痛，形寒肢冷，腰膝酸软，舌淡苔白	命门火衰、年老体弱、肾气不足所致，多为老年久病者	温补脾肾，固涩止泻
肝郁泄泻	每逢抑郁恼怒或情绪紧张之时，即发生腹痛泄泻，腹中雷鸣，攻窜作痛，腹痛即泻，泻后痛减，胸胁胀闷，嗳气食少，舌淡	情志失调，烦恼郁怒，肝气不舒，横逆克脾，或忧郁思虑伤及肝脾	抑肝扶脾，调中止泻

　　慢性泄泻对人体是一个慢性损耗过程，长期反复不愈，多泻而少食，入不敷出，会使人正气不足、免疫力下降、邪气易犯而致病，对延年益寿十分不利。因此，慢性泄泻者应引起重视，找到病因，及时调养，缓解症状。

　　慢性泄泻的原因相当复杂，也可能是其他重大疾病（如糖尿病、甲亢、肝癌、大肠癌、冠心病等）的早期表现。所以，长期慢性泄泻或大便异常者，建议去医院查明原因，莫留隐患。

痢疾，细菌性传染病

痢疾症状

■发热，腹痛明显。
■腹泻，里急后重（腹内急迫想解大便，但大便至肛门处重滞而不下，有排不尽之感）。
■排脓血样大便（便下赤白脓血，也叫赤白痢疾）。

痢疾是由痢疾杆菌引起的肠道传染病，多发于夏秋季节。痢疾在中医里也称"肠澼""滞下"，多由饮食不洁、湿热疫毒入侵所致，是具有传染性的外感疾病。此病"多相染易"，尤其是儿童、老人，常因急骤发病、高热惊厥出现昏迷甚至死亡，须注意个人和饮食卫生，积极防治。

类型	主要表现
湿热痢	腹痛，腹泻，里急后重，下脓血痢，肛门灼热，小便短赤
寒湿痢	腹痛，里急后重，便下赤白、白多红少或为纯白黏液，纳少脘胀，精神倦怠
疫毒痢（中毒性痢疾）	发病急骤，高热口渴，腹痛烦躁，里急后重，便下紫色脓血，甚者神志不清
休息痢（慢性痢疾）	痢疾时止时作，临厕腹痛，里急后重，大便夹有黏液，精神倦怠，食少畏寒

痔疮，难言的隐痛

痔疮症状

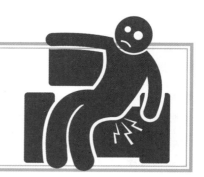

■间歇性便后出鲜血，伴发排便困难。

■肛门坠胀、瘙痒，感染时肿胀、疼痛。

■肛门内有肿物脱出，坐卧难安。

■肛门溃疡，肛裂。

大便过于干硬难解，排出时易造成肛裂、出血、疼痛，如果肛门经常瘀血，就容易形成痔疮，甚至直肠溃疡。

痔疮是直肠下端、肛管和肛门缘静脉丛内的血管曲张形成的软块。任何年龄均可发生，发病率高，有"十人九痔"之说。根据痔疮发生部位的不同，可分为内痔、外痔和混合痔。

久坐不动、习惯性便秘均可使直肠静脉回流受阻而发生痔疮。此外，年老体弱、长期饮酒及食用辛辣刺激的食物，也可导致痔疮发生。多数痔疮患者都以保守治疗和调养为主，但最重要的是要改善便秘问题，便秘好转了，一般痔疮也会少发作或不发作。

做到以下几点，痔疮多可防治。

■饮食中增加膳食纤维的摄入量，多吃蔬菜、水果，多喝水。

■少吃辛辣刺激的食物，少饮酒，减少对肛管的刺激。

■养成定时排便的习惯，保证大便通畅。

■增加日常活动量，避免久坐不动，可经常做提肛运动。

大便异常，小心大肠癌

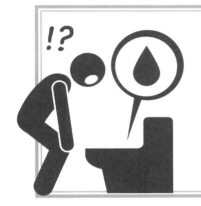

大肠癌症状

■排便习惯改变，或便秘，或腹泻。
■粪便性状改变，或稀软，或细软，大便带血（多为暗红色瘀血，而痔疮多为鲜红色血），或有脓血、黏液，而无痢疾及肠道慢性炎症。
■腹痛，肛门坠痛，里急后重，甚至肠梗阻。
■腹内常隐痛、胀气，结肠部位有肿块硬结。
■原因不明的贫血或消瘦。

大肠癌包括结肠癌与直肠癌，是常见的消化道恶性肿瘤，在我国的发病率和死亡率均逐年上升，30~60岁的男性发病率更高。大肠癌的发生与高脂肪、低纤维饮食、大肠慢性炎症、大肠腺瘤及遗传因素等有关。由于早期患者往往无症状或症状不明显，仅感不适、消化不良、大便潜血等，或有出血时，常与痔疮出血混淆，所以常被忽视。当出现比较明显的症状时，已经到了中晚期，治疗起来也比较困难了。

中医里没有"大肠癌"之名，但有"肠积""积聚""癥瘕""肠风下血""脏毒""肠痈"等与之类似。从中医角度看，大肠癌是由于正气不足、感受外邪、内伤饮食及情志失调引起的，多因湿热、血瘀、滞气等瘀毒蕴结于肠道，结积成块，影响肠道传导功能所致。

因此，日常注意清肠调养，减少各种毒邪在肠道内聚集瘀滞，祛除湿热，化瘀散结，是预防大肠癌发生的有效方法。此外，还应保持排便规律，注意观察粪便性状变化，大便持续异常时要及时去医院查明原因。

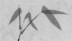

清肠好习惯，这样做起来

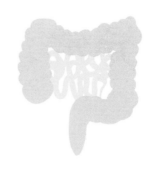

坚持适度的运动锻炼

保证日常活动量，避免久坐不动

坚持运动锻炼，保证每天有一定的活动量，是调整肠胃运转的关键。特别要避免久坐不动，否则肠道蠕动减慢，容易出现便秘、肠道积滞的问题，毒素久滞肠内，会给各种肠道疾病的发生创造条件。

运动不宜太过剧烈，以轻松愉快、不感到疲累为度。年轻人可多进行有氧运动（如快走、慢跑、骑自行车、游泳、打球等），老年体弱者可根据体力选择较轻的体力活动（如散步、太极拳、八段锦等）。

常做提肛运动，防治便秘和痔疮

提肛运动可以刺激直肠蠕动，锻炼肛门周围的肌肉，改善肛周血管瘀阻的状态，起到促进排便、防治痔疮的作用。

提肛运动这样做

■全身放松，臀部及大腿用力夹紧。

■配合吸气，舌抵上腭，同时肛门向上收提（如忍大便状）。

■提肛后保持一会儿，然后配合呼气，放松臀部和肛门。

■此动作可随时随地反复做，次数不限。

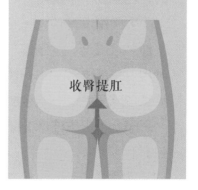

收臀提肛

经常进行腹部按摩

经常进行腹部按摩，能促进肠道蠕动，加速排出粪便，防止肠道瘀阻。尤其是不适合过多运动的老年人以及长期卧床者，多做腹部按摩可延缓肠道老化，预防便秘、腹泻及肠粘连、肠梗阻。婴幼儿可由父母帮助按摩腹部，能有效改善食积、便秘及腹泻、肠炎等问题。

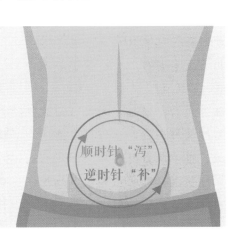

腹部按摩这样做

■搓热手掌，围绕肚脐轻轻划圆推揉按摩，可促进肠道蠕动。

■顺时针按摩可起到"泻"的作用，便秘者宜多做。

■逆时针按摩可起到"补"的作用，腹泻者宜多做。

顺时针"泻"
逆时针"补"

养成定时排便的习惯

从人体代谢时间规律上看，每天晨起至吃完早餐之后的这段时间最宜排便，最好养成在此时排便的习惯。早晨5~7点（卯时），人体大肠经最为活跃，最宜排便。不管您有没有便意，或者能不能排出，都去厕所蹲一会儿，长期坚持，便可形成定时排便的良好习惯。

排便还要注意养成以下好习惯。

■ 晨起后喝一杯温热的淡盐水或蜂蜜水，有助于排便。早餐后，肠胃蠕动可促进便意产生，此时也是排便的好时机。

■ 有便意时要马上去卫生间，切勿因为各种原因，长时间忍着不去。

■排便时要专心，不要坐在马桶上长时间看手机、看书，一坐半小时以上。一般来说，每次大便时间不要超过10分钟，否则易患痔疮。

■排便不畅时也不可过度憋气用力，满脸通红，气喘吁吁。此时应先起来休息一会儿，等再有便意时再去，不要勉强排便，以免诱发心血管意外。

■使用智能马桶，大便后用温水冲洗肛门处，不仅提高洁净度，也能改善肛门周围的血液循环状况，对防治和缓解痔疮十分有益。便秘时，温水刺激肛门，还能促进排便。

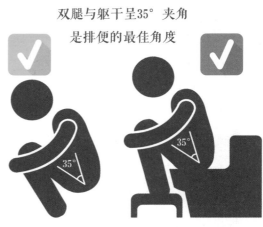

双腿与躯干呈35°夹角
是排便的最佳角度

蹲便　　　　坐便时脚下踩个小凳子

■蹲便比坐便更容易解大便，因为蹲着排便时，耻骨直肠肌最放松，是排便的最佳角度，排便最畅快干净。如因坐便排便不畅者，可在马桶下放置一个脚蹬，既能使身体呈"蹲"的姿势，又能避免腿脚麻木。

减轻精神压力，保持好心情

　　心与小肠相表里，心气与肠相通，心宽的人肠也宽，而内心敏感脆弱的人往往容易出现肠道疾病。伤心忧愁者又称为"断肠人"，可见心情与肠道健康紧密相关。如长期精神压力过大或处于紧张不安的状态，易发生"肠应激综合征"，导致便秘或腹泻反复出现。心情抑郁会造成气机不畅，出现吃不下、排不出的运化停滞状况，严重的会发生肠道溃疡。一旦心情转好、放松之后，这些不适症状就会得到缓解。所以，放松身心、调节心情也是保持肠道健康的重要因素。

讲究卫生，小心"病从口入"

"病从口入"对于肠胃疾病来说是主要原因。"口"是消化系统的门户，大部分毒素都从这里进入。因此，必须把好这个"入口"，加强"安检"，把"可疑分子"挡在门外。

拒绝一切有毒食物

大部分有毒物质是我们自己吃进去的。如不洁净的水、有农药残留的蔬果、不洁净的肉、半生不熟的食物、变质食物、有毒性的动植物等，这些都要避免。

警惕疫病细菌

消化系统通过"口"与体外环境直接相通，各种外界的细菌、病毒、寄生虫都易于从口而入。如果咽喉、淋巴和胃酸、消化酶都没有防住的话，肠道就是抗毒的最后一道防线。好的肠道能将其排出，而弱的肠道斗不过这些病毒细菌，人体就会致病。所以，预防其进入更为妥当。

防病入口须注意：

■饭前便后要彻底洗手。肠道疾病流行时（如秋季腹泻、痢疾等），从外面回家后要马上洗手。

■切生菜和熟菜的刀具及砧板要分开，避免混用。

■冰箱内的食物也要生熟分开，避免污染。进食前要重新烧熟烧透。

■夏秋季节不能贪凉过度，不吃生冷寒凉的食物。

■多吃些酸奶、酸梅等酸性食物，能调整肠道菌群，增加肠道有益菌的数量，提高肠道抗病毒能力。

远离污染环境

大气污染时，空气中存在着有害气体成分、重金属、烟草、粉尘、煤油、汽车尾气、毛絮、装修环境中的甲醛等，长期处于这种有害环境中，不仅肺会被毒化，消化系统也不能幸免，肠毒累积会高于常人。因此，要尽量远离污染环境，不能离开时要佩戴口罩，多一层阻隔，就少一点毒害。

排毒清肠，饮食调养不可少

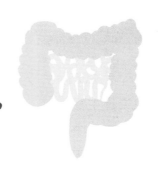

　　消化道的养护最宜通过饮食调养来完成。养护得当，一些慢性便秘、腹泻、肠炎等疾病会日渐好转，对于急性病症，也能起到缓解病情、加快痊愈的辅助治疗效果。更为重要的是，日常饮食注重清肠排毒，会大大减少肠道疾病的发生率，防病作用不可小视！

三餐定时定量

　　保护消化道的重点就是规律饮食。消化道也是有记忆、定点工作、按时休息的，到了工作时间，不论有无进食，都会开始分泌各种消化液和消化酶，进入运转状态，此时摄入食物消化最快，吸收最好。如果打乱了进食规律，该吃的时候不吃，不该吃的时候乱吃，饥一顿饱一顿或暴饮暴食，都会使消化道难以调节应对，不堪重负。长此以往，消化道功能紊乱，肠胃病就容易发生。

■早餐要吃饱：早餐要能量充足，蛋、奶、主食齐全，保证上午高能量消耗所需。

■午餐要吃好：午餐要品种多样，肉、菜丰富，下午是小肠运行高峰，营养吸收功能强，所以，午餐可多吃些富含营养的高蛋白食物。

■晚餐要吃少：晚餐后一般活动量少，肠胃蠕动较慢，不宜多吃。

■两餐中间可少量加餐：加餐以水果、点心为宜，宜少不宜多。

宜温软全熟，忌粗硬生冷

为了减少对肠黏膜的刺激，减轻肠道消化负担，食物应充分熟制、软烂易消化、温热而不烫口。

不宜多吃全生或半生、刚从冰箱中取出的食物，以免肠胃受寒而出现腹泻。

粗硬的食物最好烹调至软烂后再进食，如菜梗、菜根等，虽然丰富的膳食纤维能起到一定的通便作用，但食物过于粗硬时也会损伤肠胃，影响营养物质吸收，因此，粗硬不可过度。

多饮水

每天保证饮水量在3000毫升以上。最好是白开水、淡盐水、淡茶水或蜂蜜水。三餐多饮汤以软化粪便，减轻大便干硬、燥结的状况。晨起后喝一杯水有利于排便。腹泻者多饮水则能防止脱水。

宜清淡平和，忌辛辣刺激

肠主津液，肠道黏膜有津液濡润，才能更好地发挥功能。日常宜多吃口味清淡、食性温和、生津养阴的食物。

如果吃大量辛辣、刺激性食物，会损伤肠道津液，使其灼热干枯，导致肠道溃疡或大便干涩硬结。辣椒等辛辣刺激性食物吃得过多，还会诱发痔疮发作，肛门灼热刺痛，不利于肠道健康。

少吃肥甘油腻

现代医学证明，过食肥甘油腻是大肠癌的重要致病因素。从中医角度看，肥甘油腻的食物吃多了，会脾虚，湿重，痰湿内阻，使人"脑满肠肥"。湿邪一旦夹有寒热助攻，又变为寒湿、湿热等邪气，导致便秘、腹泻或感染。湿邪积聚日久，还易导致肠道内瘀血、结块、肿瘤、癌变。因此，饮食中最好减少肥肉、大油，多吃瘦肉、鸡蛋、牛奶、鱼肉，既能减少油腻，又能充分保证营养。

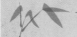

清肠大作战，这类食物是主力

蔬菜、水果类食物

蔬菜是"疏通之菜"

蔬菜是清肠排毒的天然佳品，也可以理解为是"疏通之菜"，对疏通肠胃瘀滞、促进排便有关键作用。大多数蔬菜富含膳食纤维及各种维生素，不少新鲜蔬菜也含有汁液，平和濡润，有利于养护津液、净化肠道。

清肠效果好的蔬菜有大白菜、青菜、韭菜、白萝卜、胡萝卜、牛蒡、黄瓜、芹菜、菠菜、洋葱、花椰菜、芥蓝、空心菜、莴笋、莲藕等。

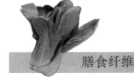

膳食纤维

膳食纤维在肠道中吸水膨胀，可增加粪便体积，清除吸附在肠壁、褶皱中的毒物，是肠道的清道夫，并可促进肠道蠕动，缓解便秘。

以根、茎、叶为主的蔬菜膳食纤维含量均较高。蔬菜越是粗硬，膳食纤维含量越高，但其过多的话，也会影响营养物质的吸收。

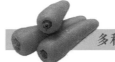

多种维生素

蔬菜是维生素的宝库，如维生素A、B族维生素、维生素C等，可保护肠道黏膜组织，防治肠道溃疡、炎症及出血、肿瘤等病变。

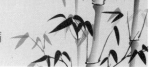

水果有"通便"和"止泻"的双重效果

不少水果具有"通便"和"止泻"的双重效果。

一方面，水果能通便。这是由于水果中的有机酸能促进消化，尤其能促进蛋白质、脂肪或糖类的分解，起到化解饮食积滞、软坚通便的作用。而且，水果多汁液，可生津液，润肠燥，生食有助于缓解实热便秘。

另一方面，水果也能止泻。水果酸涩的味道又能调节肠道菌群，起到一定的收敛涩肠止泻作用。如酸味的乌梅，就是调整肠道、防治痢疾的止泻良药。

水果富含膳食纤维和维生素的优点则与蔬菜类似。

> 清肠效果好的水果有苹果、香蕉、梨、柠檬、柚子、乌梅、猕猴桃、桑椹、菠萝、山楂、柿子等。

多种有机酸

水果中含有苹果酸、酒石酸、柠檬酸、奎宁酸等多种有机酸，既能促进消化，避免肠胃积滞，又能调整肠道菌群，抑制肠道细菌繁殖，酸味还可起到涩肠止泻的作用。

如苹果，便秘时吃可以通便，腹泻时吃可以止泻，是调和肠胃、双向调节肠道的天然良药。

汁液

水果汁液丰富，且是人体易吸收、有营养的汁水，能补充水分，滋养津液，濡润肠道，避免大便艰涩，尤宜实热及肠燥虚秘者。

■水果一般比较寒凉，如果是肠道虚寒者，生吃水果可能会腹泻，此类人不妨将水果煮熟后食用，就能避免这种烦恼，放心食用了。

■水果打成果汁食用，其中的膳食纤维会损失很多，不如直接食用通便效果好。

■水果的种子（核、籽）一般收涩作用很强，腹泻者可食用，而便秘者则不宜。

菌藻类食物

菌藻类食物有特别的清肠排毒作用，并能养阴润燥，化瘀消肿，软坚散结。研究发现，菌藻类食物能清除肠道内积聚残留的铅、汞等重金属毒素，以及无意中吞进的毛发、谷壳、沙子、纤维物质等杂质，高污染行业工作者最宜多吃。此外，菌藻类食物对肠道内生肿瘤、结节等也有一定的化解排除作用，可抗肿瘤，防癌变，增强人体免疫力。

黑木耳是肛肠疾病的克星，对肠胃积滞、便秘、痔疮出血、肠风下血等均有疗效，是菌类食物的代表。

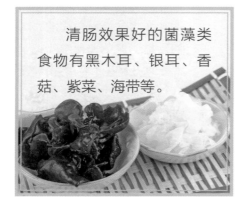

清肠效果好的菌藻类食物有黑木耳、银耳、香菇、紫菜、海带等。

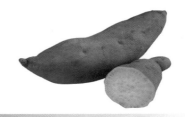

粗粮杂豆类食物

粗粮杂豆类食物富含膳食纤维，对促进排便有一定的作用，尤以红薯、马铃薯膳食纤维含量最高，通便效果最佳。绿豆、红豆则能清热利湿，适合肠道湿热内蕴而致便秘或泄泻者。糙米、燕麦、玉米等带有种皮和胚芽，既可通便，又可厚养肠胃。

山药比较特殊，它有固涩收敛的作用，腹泻者最宜多吃，便秘者就不要再吃了。

此外，豆类食物吃多了容易胀气，腹胀气滞者不宜多吃。

清肠效果好的粗粮杂豆有红薯、马铃薯、山药、绿豆、红豆、糙米、燕麦、荞麦、玉米等。

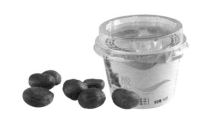

坚果种仁类食物

植物的种仁一般富含油脂，且所含油脂以不饱和脂肪酸为主，对人体健康有益。因此，津枯血虚的虚证便秘者、老年习惯性便秘者适合常吃些种仁类食物来润肠燥，通大便。每天吃一小把坚果，除了防便秘，还能益智健脑，养颜润发，延缓衰老。

接受化疗的结肠癌患者适当吃些坚果，可补充营养和油脂，润肠通便，减少肠道垃圾对病灶的摩擦，从而减缓恶变速度，降低结肠癌复发和死亡率。

莲子、栗子则有固涩肠道、防治腹泻的作用，但便秘、气滞、肠梗阻者不宜食用。

坚果食物糖分、脂肪及热量均较高，肥胖者不宜多吃。

> 清肠效果好的坚果有松子仁、核桃仁、花生仁、腰果、大杏仁、瓜子仁、芝麻仁、莲子、栗子等。

酸味食物

肠道内易引起食物中毒、痢疾、肠炎等的病原菌一般都具有怕酸的特性，因此，多吃些酸味食物可以促进有益菌存活，而抑制有害菌及外来病毒的生长繁殖，从而起到抑菌作用。

中医也认为，酸涩类食物有收敛作用，可涩肠止泻。如乌梅常用于防治肠炎痢疾；山楂常用于防治肠道寄生虫；醋和柠檬常作为烹饪调料，也能给肉类、海鲜食物杀菌解毒，对预防肠道细菌及病毒感染十分有益；酸奶发酵过程产生的益生菌则能起到调整肠道菌群的作用。

> 清肠效果好的酸味食物有酸奶、乌梅、山楂、柿子、苹果、柠檬、醋等。

不同人群的清肠食养法

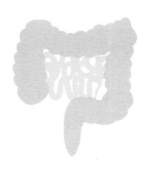

青壮年清肠，多泻热排毒

青壮年人群比较普遍的肠道问题是实热型便秘，多为热结内蕴所致，伴发痤疮、口疮、口臭、烦躁等不适。因年纪轻，体质好，多以"泻热清肠、通便排毒"为主要原则。

宜	忌
■多吃绿叶蔬菜，如韭菜、空心菜、莴笋、芥蓝、苋菜等。 ■多生食富含汁液的瓜果，如梨、西瓜、哈密瓜、桑椹等。 ■多吃能泻热通便的红薯、绿豆、黑木耳、萝卜、牛蒡、海带、酸奶等。 ■也可以在饮食中添加芦荟、决明子、番泻叶、瓜蒌等药材以泻热排毒，泡水饮用亦可。	■长时间服用泻药，特别是不少女士为了减肥而长期清泻，会破坏肠道环境，损害肠道健康，造成体质虚弱。 ■肥肉、油炸食品、火锅以及辛辣刺激性食物。

老年人清肠，多清补润燥

老年人的肠道老化，肠蠕动减慢，代谢功能及人体免疫力也有所下降。因此，老年人各类肠道问题多发。

老年习惯性便秘

老年人患习惯性便秘比较普遍，而且多为虚证便秘，即由于气、血、阴、阳不足，推动无力、津液干枯所致。因此，饮食应以补益为主，多清补润燥。切忌过多泻热，以免损伤气血、津液，反而加重虚弱型便秘。

宜	忌
■多吃蜂蜜、黑芝麻、酸奶、牛奶、香蕉、核桃仁、银耳等润燥通肠的食物。 ■多吃红薯、马铃薯、玉米、燕麦、胡萝卜等食物，既补益气血，又能通便，也不损伤肠胃。 ■每周吃一次红烧肉等含有脂肪较多的食物以润泽肠道，可搭配香菇、豆制品、芹菜、菠菜、白菜、油菜等食用。 ■多饮水，如白开水、淡盐水、蜂蜜水、煮熟的果汁，都能促进排便。 ■三餐多食汤粥，保证食物软烂，水分充足，有助于营养吸收和养护津液。	■少吃苦瓜、绿豆、空心菜等比较寒凉苦涩的食物。 ■少吃辣椒、花椒、大蒜、烈酒等刺激肠黏膜的食物。 ■便秘严重时，少吃栗子、山药、莲子等收敛固涩类食物。 ■少用芦荟、决明子、番泻叶等泻热通便的药材。

老年慢性腹泻

老年人也多有腹泻问题，尤其是慢性腹泻和五更泻（清晨泄泻）。这是由于老年人脾、肾虚弱所致，而且往往伴随着多种老年慢性病，如糖尿病、冠心病、肝病、胰腺病、肾病等，都可能有慢性腹泻的症状。因此，在饮食中应加强益脾补肾的功效，并积极治疗其他疾病，才可有效缓解泄泻，避免身体长期慢性损耗。

宜	忌
■多吃山药、大枣、栗子、莲子、芡实、枸杞子、柿子等补益固涩的食物。	■少吃生冷瓜果，如西瓜、梨、小番茄、黄瓜、苦瓜等，凉拌菜也不宜多吃。
■注意增强营养，多吃高蛋白、低脂肪、易消化吸收的食物，如瘦肉、鸡肉、鸭肉、虾、鱼、豆制品等。	■少吃粗纤维含量高的食物，如红薯、芹菜、韭菜、芥蓝等。
■主食多吃大米、白面，以软饭、粥、挂面为宜。	■少吃燥热刺激的食物，如辣椒、花椒、白酒、芥末等。
■腹泻期间一定要多饮水，以免发生脱水。	■少饮浓茶、咖啡、冰淇淋、冰镇饮料。
■进食、饮水都一定要以温热为宜，寒凉水果煮熟后再食用。	■少吃油性大的食物，如肥肉、猪皮、鸡皮、油酥点心等，以免加重腹泻。

儿童清肠，多消除食积

儿童的消化系统发育还不完善，肠胃功能较弱，又由于儿童饥饱、寒热难以自调，经常会出现饮食过量积滞的问题，造成食少、厌食、腹胀、腹痛、呕吐，大便溏泄、酸臭或便秘。此外，儿童还容易感染病菌而发生急性肠炎，或因食饮不洁而出现肠道寄生虫。长期肠胃功能紊乱会严重影响儿童生长发育，导致消化不良、个子矮、太瘦弱，父母需引起高度重视。儿童清肠以健脾理气、消除积滞为重点。

宜

■吃肉过多时，宜多吃山楂及酸味水果以消食导滞。吃面过多时，宜多饮大麦茶，消除面食积滞。

■腹胀、便秘者多吃萝卜或饮萝卜汁，多吃金橘。

■上吐下泻者多喝白粥，严重时应禁食，只补水，以免发生脱水。

■适当添加鸡内金等药材，对食积便秘非常有效。

■常吃酸梅，饮乌梅汁可预防肠道传染病。

忌

■饱食无度，一顿吃的食物过多、过杂。

■少吃不易消化的食物，如肥肉、大枣、柿子、豆类、花生等，容易积滞难消。

■少吃生冷食物，如冰棍、冰淇淋、冰镇西瓜、冰镇饮料等。

■长期饮用配方奶粉容易发生便秘，1岁以上的幼儿可改喝普通牛奶或酸奶。

中年男性清肠，多防肠癌

大肠癌多发于中年男性，病变早期症状不明显，易被忽视，便血等症状又易被误诊为痔疮，导致晚期才被发现。所以，超过50岁的男性就要注意加强清肠食养，并建议每5年做一次大肠镜检查，预防肠道肿瘤的发生。如有家族史者更应提早防范。

扶正补虚

防治肠癌
三原则

化瘀解毒　　清热利湿

从中医角度看，大肠癌发病的关键原因是大肠内湿热毒火蕴结，长期积滞而化瘀血，从而导致结块、腹痛、下血。这与患者偏食肥甘油腻、摄入热量过高、久坐不动、情绪不佳等因素均有关。在日常饮食方面如能适当调养，可以减少各种毒邪在肠道内聚集瘀滞的情况。

"清热利湿，化瘀解毒，扶正补虚"是预防大肠癌发生的三大原则，对已患大肠癌者，也是辅助治疗的主要原则。

通过大肠镜检查可以观察整个大肠和部分小肠，可早期发现肠道息肉、炎症、肠癌等病变，并且可以在内镜下切除肠道息肉或取病理活检，明确是否是恶性肿瘤，这是发现并防治早期大肠癌的重要手段。

肠道肿瘤患者容易发生肠梗阻现象。一旦发现有腹痛、腹胀不能缓解，大便不规律，伴有恶心、呕吐，甚至腹部胀大、排便和排气都停止时，应立即禁食，就医进行大肠镜检查。切忌乱吃药或盲目自我治疗，贻误病情。

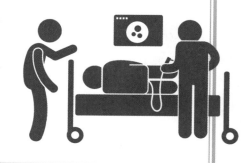

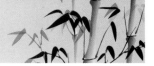

宜

■宜多吃松子、杏仁、核桃、榛子、腰果等坚果，既能润肠通便，又能补虚强体，各期结肠癌患者皆宜，未患癌者则可起到预防作用。

■宜多吃清润生津的新鲜瓜果，如黄瓜、苦瓜、丝瓜、茄子、苹果、梨等，一方面可以濡润肠道，另一方面能祛除湿热，改善肠道致癌环境。

■宜多吃油菜、黑木耳、银耳、香菇、荸荠、莲藕、白萝卜、胡萝卜等蔬菜，可解毒化瘀，对防治大肠癌均有益。

■薏苡仁、赤小豆、绿豆、黑豆等食物可以清热解毒、利尿除湿，有利于祛除肠内湿热。

■宜吃鸡蛋、牛奶、白肉（鱼、虾等）、豆制品等高蛋白食物，以补充营养，避免虚弱、贫血加重。

■正气不足者可添加黄芪、白术、灵芝、西洋参等药材。

■便血不止者可添加凉血止血的槐花、旱莲草、马齿苋、生地黄等材料。

忌

■食用红肉类食物及加工过的肉类过多，如猪肉、牛肉、羊肉以及腌腊肉、酱卤肉、熏烧烤肉、熏煮香肠火腿等。

■饮用高糖、高热量饮料过多，如碳酸饮料、运动饮料、果汁、奶茶等。

■加工过于精细的高碳水化合物类食物，如精米、白面、甜食、点心、蛋糕等，均不宜多吃。

■黏滞难消化和坚硬粗糙的食物，容易引起肠道瘀滞，甚至形成结石、肠梗阻，或刺激肠道导致出血。

古方常用的清肠食材

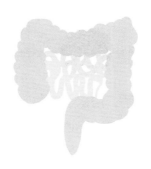

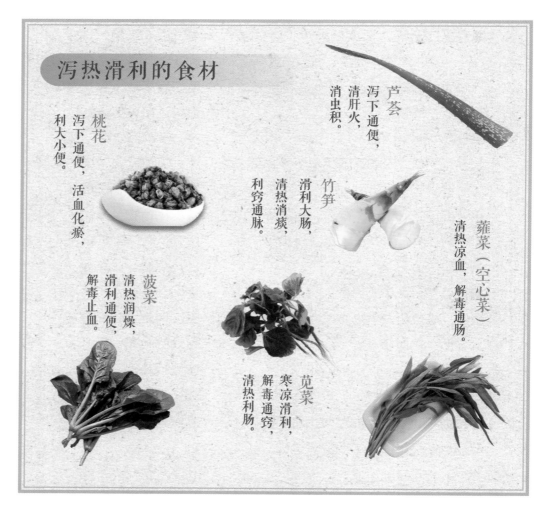

泻热滑利的食材

芦荟
泻下通便，清肝火，消虫积。

桃花
泻下通便，活血化瘀，利大小便。

竹笋
滑利大肠，清热消痰，利窍通脉。

蕹菜（空心菜）
清热凉血，解毒通肠。

菠菜
清热润燥，滑利通便，解毒止血。

苋菜
寒凉滑利，解毒通窍，清热利肠。

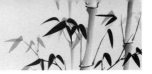

润燥通便的食材

蜂蜜
补中润燥，解毒止痛，润肠通便，修复黏膜。

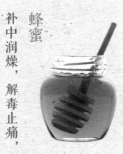

松子仁
润燥通肠，温肠胃，辟浊气，抗衰老。

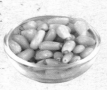

桑椹
滋阴补血，生津润燥，润肠通便。

核桃仁
泻下通便，活血化瘀，利大小便。

黑芝麻
补肝肾，益精血，润肠燥。

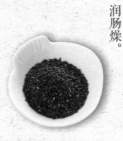

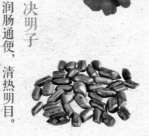

决明子
润肠通便，清热明目。

杏仁
止咳平喘，润肠通便。

桃
生津液，润肠燥，活血脉，通大便。

香蕉
清热，润肠，解毒，通便，疗痔。

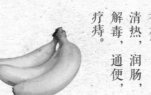

涩肠止泻的食材

莲子
固肠胃，止泄泻，益精气，补虚损。

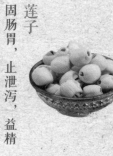

山药
益肾气，健脾胃，固精气，止泄泻。

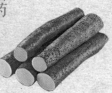

芡实
益肾固精，补脾止泻，祛湿止带。

糯米
暖脾胃，补中气，止泄痢。

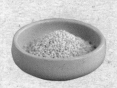

栗子
补肾强筋壮骨，健脾养胃止泻。

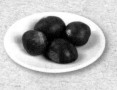

荔枝干
益气补血，温阳止泻。

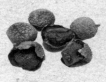

柿饼（柿子）
润肺止咳，涩肠止泻，止血，杀虫。

乌梅
涩肠，生津，安蛔，止下痢。

酸石榴
解毒，涩肠，止泻，止血。

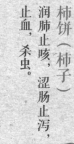

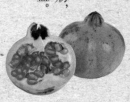

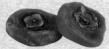

凉血止血的食材

马齿苋
凉血解毒，散血消肿，清热利湿，止肛肠出血。

油菜
行瘀散血，消肿解毒，治肠风下血、血痢。

丝瓜
清热化痰，凉血解毒，止血通淋。

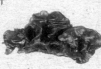

黑木耳
凉血止血，润燥利肠，通便止泻，防癌抗癌。

茄子
清热活血，散血宽肠，治肠风下血、痔血。

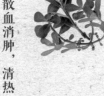

槐花
凉血止血，清肝泻火，凉大肠，治五痔，止便血。

墨旱莲（旱莲草）
滋补肝肾，凉血止血，通肠排脓，治肠风脏毒、下血不止。

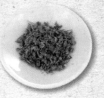

藕
清热生津，凉血散瘀，健脾开胃，止渴除烦，止血痢。

生地黄
清热凉血，治血热妄行、便血、痔血。

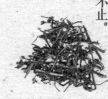

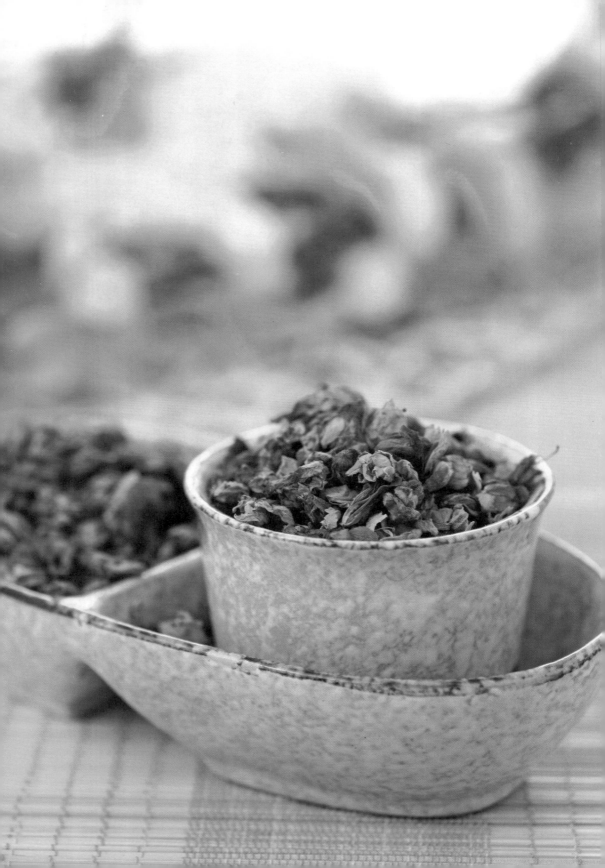

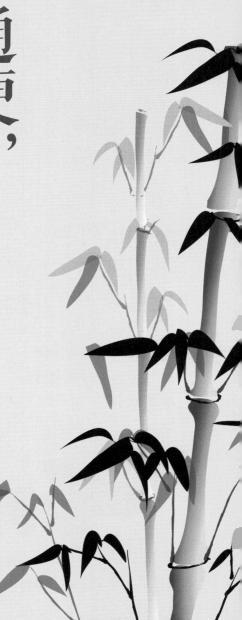

贰

泻热通便，消积宽肠下浊气

用于热结便秘、气滞便秘等伴有实证、热证的青壮年。

甘薯粥

〔出处〕

《粥谱》。

〔功效〕

健脾养胃，通利大便，用于便秘、大便燥结、大便带血、湿热黄疸等。

〔材料〕

甘薯250克，粳米100克。

〔做法〕

1 将粳米淘洗干净；甘薯去皮，洗净，切块。

2 锅中放入粳米和适量水，煮10分钟，放入甘薯块，煮至粥成。

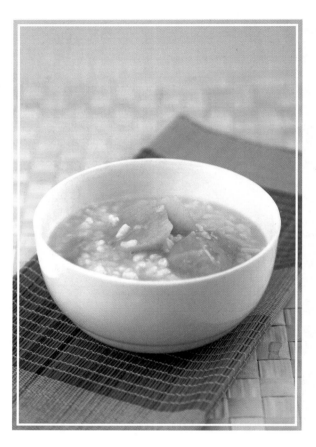

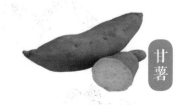

甘薯

专家箴言

甘薯也叫红薯、白薯，可益气健脾，养阴补肾。《本草纲目》说它"补虚乏，益气力，健脾胃，强肾阴"。《粥谱》中说"红薯粥，益气，厚肠胃，耐饥"。红薯的膳食纤维含量很高，有导泻作用，可清除肠道内的垃圾，促进排便，对预防便秘及大肠癌等肠道疾病均十分有益。

甘薯易致泛酸、腹胀，一次不宜吃太多。

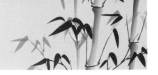

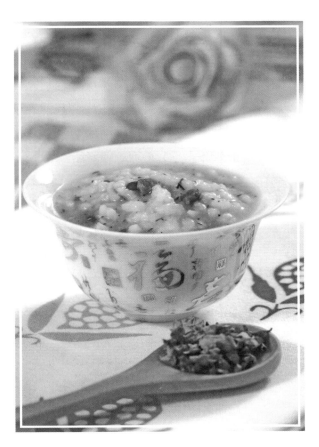

桃花粥

〔出处〕

《食医心鉴》。

〔功效〕

泻下通便，治大便燥结不通、肠内胀痛。

〔材料〕

干桃花5克，粳米100克。

〔调料〕

白糖适量。

〔做法〕

将粳米淘洗干净后倒入锅中，加适量水烧开，改小火煮20分钟，放入干桃花继续煮10分钟，加白糖拌匀即可。

专家箴言

桃花泻下通便，活血化瘀，利水消肿，尤其擅长消除积滞胀满，通利大小肠，常用于便秘、水肿等。《名医别录》说它"主除水气，破石淋，利大小便，下三虫，悦泽人面"。《本草纲目》说"桃花性走泄下降，利大肠甚快，用以治气实人病水饮肿满积滞、大小便闭塞者，则有功无害。若久服，即耗人阴血，损元气"。故大便通后即应停服。

便溏者及孕妇禁用。

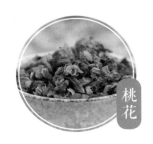

桃花

荞麦面

[出处]

《本草纲目》
《随息居饮食谱》。

[功效]

降气宽肠，下气消积，
净肠通便，预防各类肠
道疾病。

[材料]

荞麦挂面、茄子各100克，猪肉馅、番
茄各50克，香葱末少许。

[调料]

酱油、香油各10克，盐、鸡精、水淀粉
各适量。

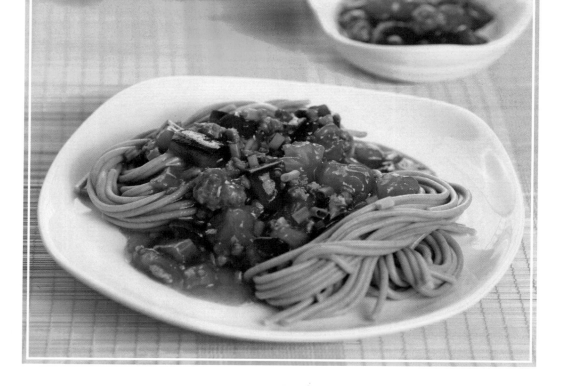

〔做法〕

1 将茄子、番茄分别洗净、切丁。

2 炒锅上火，倒入油烧热，下猪肉馅炒熟，倒入酱油和适量水，先放入茄子丁煮5分钟，再放入番茄丁，加盐、鸡精调味，勾芡后淋香油，做成茄子卤。

3 将荞麦挂面下入沸水锅中，煮熟后捞出装盘，浇上茄子卤，撒上香葱末即可。

专家箴言

荞麦又名净肠草、莜麦。味甘，性凉，归脾、胃、大肠经。有开胃宽肠、下气消积的功效。常用于肠胃积滞、便秘、湿热泄泻、痢疾、绞肠痧（相当于急性胃肠炎）等。

荞麦具有防治便秘和泄泻的双重作用，是天然的整肠食材。其所含的膳食纤维是普通主食品（面和米）的8倍之多，具有良好的预防便秘作用，经常食用对预防大肠癌和肥胖症也十分有益。另一方面，因其有祛除肠道湿热毒邪的作用，故对于湿热所致的腹痛、泄泻，也有调理和缓解作用。

脾胃虚寒所致泄泻者不宜多吃。

《食疗本草》中说荞麦"实肠胃，益气力，续精神，能炼五脏滓秽"。"俗言一年沉积在肠胃者，食之亦消去也"。

《本草纲目》说它"降气宽肠，磨积滞，消热肿风痛，除白浊白带，脾积泄泻"。"荞麦，最降气宽肠，故能炼肠胃滓滞，而治浊、带、泄痢腹痛上气之疾。气盛有湿热者宜之"。

《本草求真》中说"荞麦，味甘性寒，能降气宽肠，消积去秽"。

《随息居饮食谱》中说"罗面煮食，开胃宽肠，益气力，御风寒，炼滓秽，磨积滞"。

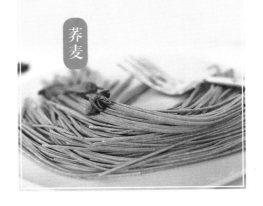

荞麦

清炒空心菜

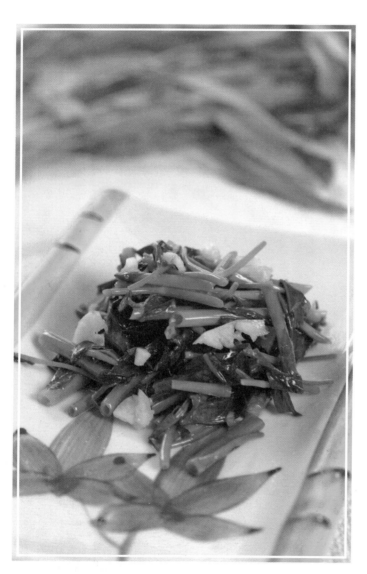

〔出处〕

《调疾饮食辨》。

〔功效〕

清胃肠之热，润肠通便，用于便秘、痔疮。

〔材料〕

空心菜250克，大蒜瓣20克。

〔调料〕

盐适量。

〔做法〕

1 将空心菜择洗干净，切成段；大蒜瓣洗净，拍碎。

2 锅中倒入油烧热，放入空心菜，大火翻炒，快熟时放入盐和蒜末，炒匀即可。

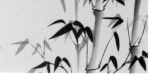

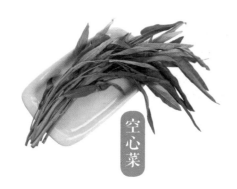

空心菜

专家箴言

空心菜也叫蕹（Wèng）菜，味微甘，性寒，有清热凉血，解毒，通肠，利尿的功效。常吃此菜能清胃肠之热，润肠通便，凉血利尿，对热结便秘、翻肛痔疮、便血、尿血、淋浊及内热上火、口臭、鼻出血、痈肿、小便短赤涩痛者均有益。

《调疾饮食辨》中说空心菜"性滑利，能和中解热，大便不快及闭结者宜多食，叶妙于梗"。《陆川本草》说它"治肠胃热，大便结"。

空心菜寒滑，脾胃虚寒、大便滑脱者不宜多食。

延伸用法：空心菜蜂蜜汁

〔出处〕

《闽南民间草药》。

〔功效〕

治便血、翻肛痔、尿浊、尿血、鼻血。

〔材料〕

鲜空心菜、蜂蜜各适量。

〔做法〕

将鲜空心菜洗净，捣烂，去渣取汁液，调入蜂蜜服食。

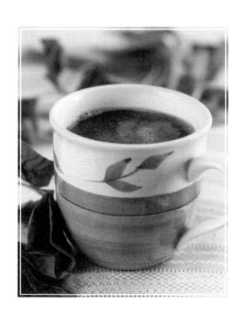

清炒竹笋

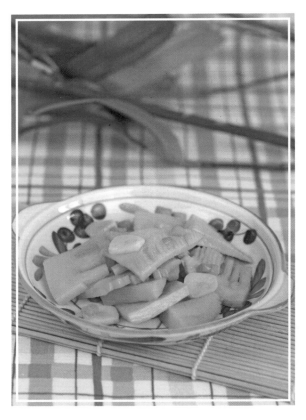

〔出处〕

民间验方。

〔功效〕

刮肠通便，降脂减肥。

〔材料〕

竹笋250克，大蒜片、葱花各少许。

〔调料〕

盐、鸡精各适量。

〔做法〕

1 将竹笋去老皮，洗净，切成片。

2 锅中倒入油烧热，下葱花、蒜片爆香，放入竹笋片，大火翻炒至熟，加盐、鸡精调味即可。

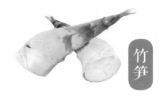

竹笋

专家箴言

竹笋味甘，性寒，归胃、大肠经。其有刮肠之名，可滑利大肠，清热消痰，利尿消肿。《本草纲目抬遗》说它"利九窍，通血脉，化痰涎，消食胀"。《随息居饮食谱》说它"舒郁，降浊升清，开膈消痰"。

竹笋是低糖、低脂肪、高纤维的食物，能促进肠道蠕动，帮助消化，防治便秘，又被称为"刮油菜"，是有效的通便减脂菜。

脾胃虚寒者不宜多吃。

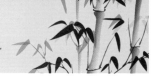
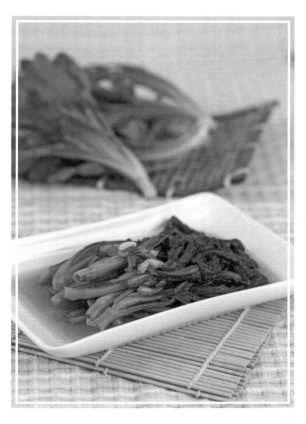

凉拌茼蒿

〔出处〕

《随息居饮食谱》。

〔功效〕

和胃消痰，通利二便，用于食不消化、大便不通、小便不利。

〔材料〕

茼蒿250克，大蒜片、葱花各少许。

〔调料〕

生抽适量。

〔做法〕

1 将茼蒿洗干净，焯水后码盘，淋上生抽。

2 锅中倒入油烧热，下葱花、蒜片爆香，浇在茼蒿上即可。

专家箴言

　　茼蒿也叫蒿子秆，有和脾胃、利二便、消痰饮的功效。《备急千金要方·食治方》说它"安心气，养脾胃，消痰饮"。《日用本草》说它"消水谷"。《得配本草》说它"利肠胃，通血脉，除膈中臭气"。此方适合食积胀满、消化不良、热结便秘、小便短赤者常食。

　　茼蒿菜凉拌生食比较寒凉滑泻，脾胃虚寒泄泻者不宜多吃。

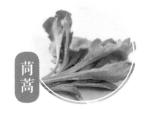

茼蒿

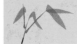
芦荟拌海带

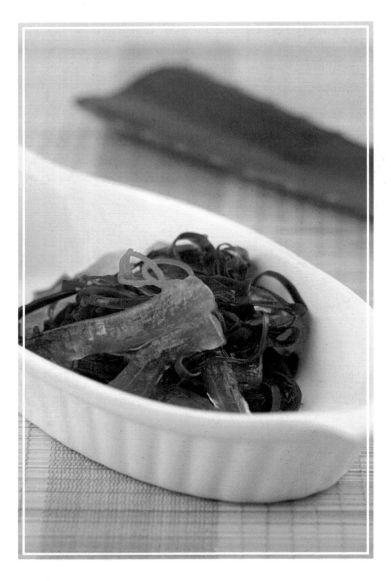

[出处]

民间验方。

[功效]

清热解毒，缓泻通便，清肠排毒，降脂减肥，用于热结便秘、痔疮肛瘘、小儿疳热虫积等。

[材料]

新鲜芦荟100克，鲜海带丝100克，甜椒丝适量。

[调料]

香油、白醋、白糖各10克，盐、鸡精各适量。

[做法]

1 切取一段芦荟（约6厘米长）。将芦荟段洗净，先切去两侧硬边，再片去一侧外皮，切取芦荟肉，将芦荟肉切成粗条。

2 芦荟肉焯水后盛入盘中。鲜海带丝焯水，盛盘，加入各种调料，再搅拌均匀，撒上甜椒丝即可。

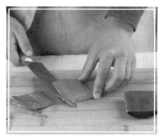

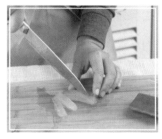

专家箴言

　　芦荟味苦，性寒，是一味苦寒的缓泻药，有泻下通便、清肝火、除烦热、杀肠道寄生虫的功效，常用于热结便秘、痔疮肛瘘、烦躁失眠、热毒痈肿、小儿虫积腹痛、疳积等，是防治多种肠道疾病的良药。

　　海带古称昆布、裙带菜，味咸，性寒，可软坚散结，消痰，利水。其粗纤维含量很高，可促进泻热排便，适合热结便秘、痈疮疖肿、甲状腺肿大、痰饮水肿、高血压、高血脂、肿瘤等患者常食。《神农本草经疏》说它"咸能软坚，其性润下，寒能除热散结，故主十二种水肿、瘿瘤聚结气、瘘疮"。《食疗本草》说它"下气，久服瘦人"。脾胃虚寒者忌服。

　　此菜适合内热上火所致热结便秘、痔疮、小便短赤、风火牙痛、口疮、目赤咽肿、疮疖湿疹者食用。脾胃虚寒、腹泻、便溏者及孕妇皆不宜。

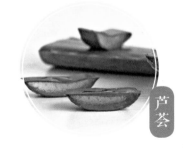

芦荟

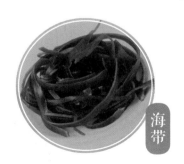

海带

醋熘茭白

〔出处〕

《食疗本草》。

〔功效〕

解热毒，除烦渴，通利二便，用于便秘、尿黄、咽干等热病。

〔材料〕

茭白250克，葱花少许。

〔调料〕

生抽、米醋各适量。

〔做法〕

1 将茭白洗净，切成片。

2 锅中倒入油烧热，下葱花爆香，放入茭白，大火翻炒至熟，倒入生抽、米醋炒匀即成。

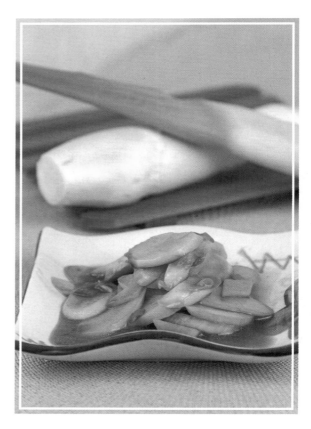

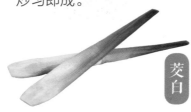

茭白

专家箴言

茭白味甘，性寒，可解热毒，除烦渴，利二便，常用于大便不通、小便黄赤热痛、烦热消渴、目赤、疮疡等。《本草拾遗》说它"去烦热，止渴，除目黄，利大小便，止热痢，解酒毒"。《本草从新》说它"泻热通利肠"。《食疗本草》说它"利五脏邪气，酒皶面赤，白癞，疬疡，目赤，热毒风气，卒心痛，可盐、醋煮食之"。

脾虚泄泻者慎服。

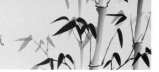

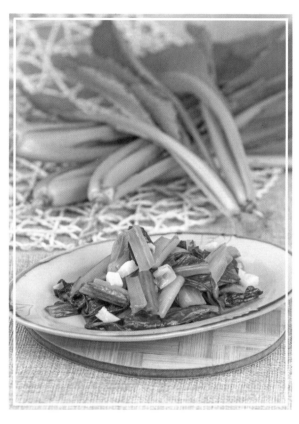

炒小白菜

[出处]

《食疗本草》。

[功效]

通利肠胃，清热除烦，消宿食，用于大便不通、消化不良。

[材料]

小白菜250克。

[调料]

盐适量，葱花、蒜蓉各少许。

[做法]

1 将小白菜洗净，切成段。

2 锅中倒入油烧热，下葱花爆香，放入小白菜，大火翻炒至熟，放入蒜蓉、盐炒匀即成。

专家箴言

　　小白菜也称菘菜、青菜，可解热除烦，通利肠胃，消痰下气，生津止渴，常用于便秘、消化不良、肺热咳嗽、丹毒等。《名医别录》说它"主通利肠胃，除胸中烦，解酒渴"。白菜丰富的纤维素能促进肠胃蠕动，保持大便通畅，预防习惯性便秘和大肠癌，尤宜饮食积滞、内热烦渴的便秘者常食。

　　白菜滑肠，脾胃虚寒，大便溏薄者不宜多吃。

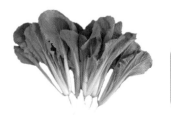

小白菜

海米猪油炒萝卜

〔出处〕

《随园食单》。

〔功效〕

健脾消食，行气化痰，润燥通肠，用于习惯性便秘及饮食积滞、嗳腐吞酸。

〔材料〕

白萝卜250克，海米15克，熟猪油30克，香菜段适量。

〔调料〕

盐适量。

〔做法〕

1 白萝卜去皮，洗净，切成块；海米洗净。

2 炒锅烧热，放入熟猪油融化，下海米爆香，倒入萝卜块和适量水，改中火烧熟，放入香菜段和盐炒匀即可。

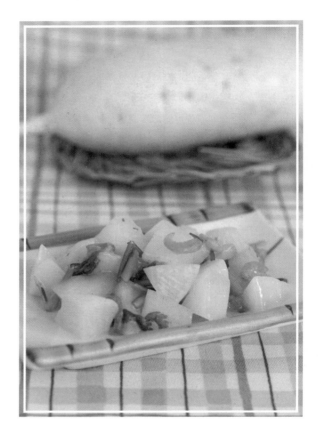

专家箴言

白萝卜古称莱菔，可消食化痰，下气宽中。其辛辣味可助消化，增食欲，丰富的粗纤维可促进胃肠蠕动，通利大便。《本草纲目》说它"主吞酸，化积滞，解酒毒，散瘀血，甚效"。《日用本草》说它"宽胸膈，利大小便"。白萝卜搭配润燥滑肠的猪油，可起到通肠促便的作用，各类便秘者皆宜，也可用于饮食积滞、嗳腐吞酸、肠梗阻等。

脾胃虚寒者勿食。

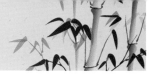
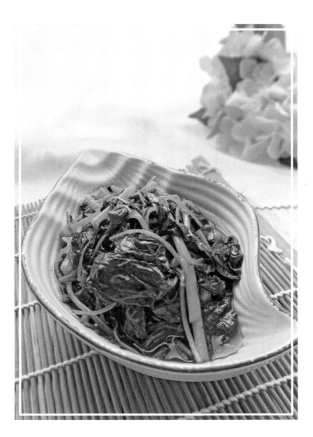

蒜蓉苋菜

〔出处〕

民间验方。

〔功效〕

通肠利便，凉血解毒，用于热结便秘、痔疮、赤白痢疾等肠道疾病。

〔材料〕

紫苋菜250克。

〔调料〕

盐适量，葱花、蒜蓉各少许。

〔做法〕

1 将苋菜洗净，切成段。

2 锅中倒入油烧热，下葱花爆香，放入苋菜，大火翻炒至熟，放入蒜蓉、盐炒匀即成。

专家箴言

　　苋菜包括红苋、紫苋、马齿苋等，味甘，性凉，归大肠、小肠经。苋菜可清热利肠，解毒通窍，常用于热结便秘、二便不通、赤白痢疾。《本草求真》说它"通肠利便，是亦菜中最冷最滑之味也"。《滇南本草》说"利大、小肠之热结"。"治大小便不通，化虫，祛寒热，能通血脉，逐瘀血"。

　　脾胃虚弱、腹泻便溏者及孕妇慎食。

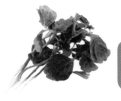

紫苋

菠菜胡萝卜汤

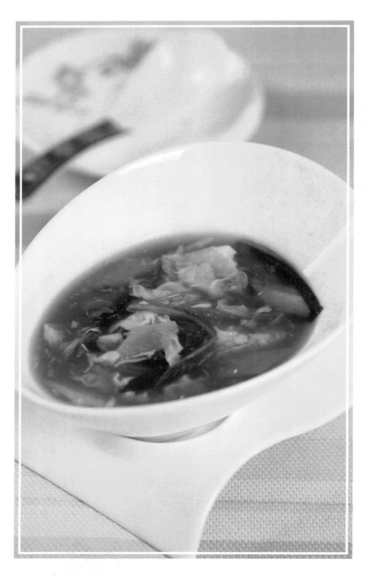

〔出处〕

《调疾饮食辨》。

〔功效〕

清胃肠之热，润肠通便，用于便秘、痔疮、便血。

〔材料〕

菠菜150克，胡萝卜100克，鸡蛋1个。

〔调料〕

酱油、淀粉各10克，香油、盐各适量。

〔做法〕

1 菠菜切段；胡萝卜切片；鸡蛋打成蛋液。

2 锅中放入胡萝卜和适量水，煮5分钟，放入菠菜，煮沸时，加酱油、盐，勾芡，倒入蛋液滑散，淋香油即成。

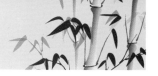

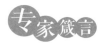

菠菜也叫赤根菜、波斯菜，味甘，性凉，归肠、胃经。可清热除烦，滑利通便，养血止血，下气润燥。用鲜菠菜煮汤淡食，可用于便秘、小便不通、肠胃积热、胸膈烦闷等。《食疗本草》说它"利五脏，通肠胃热，解酒毒"。《本草纲目》说它"通血脉，开胸膈，下气调中，止渴润燥，根尤良"。《本草求真》中说"菠菜，书皆言能利肠胃。益因滑则通窍，菠菜质滑而利，凡人久病大便不通，及痔漏关塞之人，宜用之"。食积热秘及老人虚秘者皆宜服食。

胡萝卜可消食化滞，养血润燥，常用于消化不良。由于其粗纤维含量高，也有通肠下气的作用。《本草求真》说它"因味辛则散，味甘则和，质重则降，故能宽中下气。而使肠胃之邪，与之俱去也"。

此汤适合便秘、痔疮、便血者食用，老少皆宜。腹泻便溏者不宜多食。

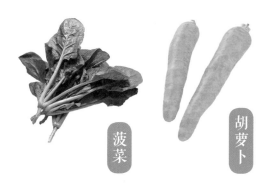

菠菜

胡萝卜

延伸用法：通便胡萝卜条

［材料］

腌咸胡萝卜1根。

［功效］

治大便不通。

［做法］

1 将腌制的咸胡萝卜切制成圆锥形（长3厘米，宽1～1.5厘米）的条。

2 将胡萝卜条慢慢塞入肛门，静置15分钟，大便即可排出。

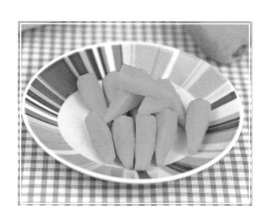

雪羹汤

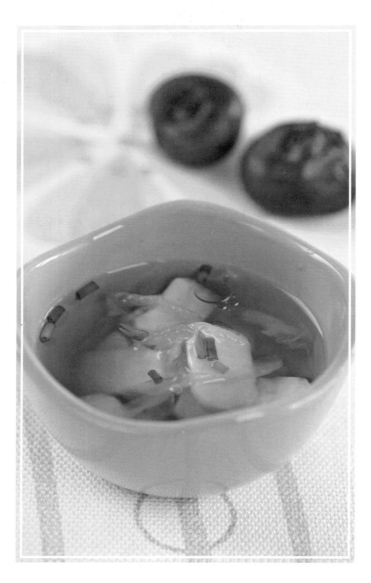

〔出处〕

《古方选注》。

〔功效〕

养阴清热，润肠通便，用于阴虚热积便秘。

〔材料〕

海蜇丝70克，荸荠100克。

〔调料〕

香油、香葱末、盐各适量。

〔做法〕

1 海蜇丝洗净；荸荠去皮洗净，切片。

2 海蜇丝、荸荠片放入锅中，加清水、盐，旺火烧沸后，再改小火煮15分钟。

3 盛入碗中，放香葱末和香油即成。

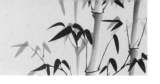

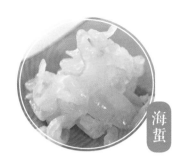

海蜇

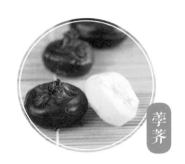

荸荠

海蜇可清热，化痰，消积，润肠。常用于大便燥结、肺热咳嗽、痰热哮喘、食积痞胀及高血压病。《随息居饮食谱》说它"清热消痰，行瘀化积，杀虫止痛，开胃润肠，治哮喘，疳黄，癥瘕，泄痢，崩中带浊，丹毒，癫痫，痞胀，脚气"。《医林纂要》说它"补心益肺，滋阴化痰，去结核，行邪湿，解渴醒酒，止嗽除烦"。脾胃虚寒者勿食。

荸荠也叫马蹄，味甘，性寒，可清热化痰，消积利湿。凡热病烦渴、便秘、痔疮、食积、阴虚肺燥、痰热咳嗽、肝阳上亢、高血压等病症者均宜食用荸荠。《本草纲目》说它"主血痢、下血、血崩"。《本草再新》说它"清心降火，补肺凉肝，消食化痰，破积滞，利藏血"。《本草求真》说它"盖以味甘性寒，则于在胸实热可除，而诸实胀满可消；力善下行，而诸血痢血毒可祛"。《滇南本草》说它"治腹中热痰，大肠下血"。虚寒及血虚者慎服。

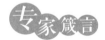

此汤是传统清肺润肠食方，有养阴清热、润肠通便的作用，用于阴虚痰热、大便燥结，现代也用于防治高血压、慢性气管炎、小便不利等，十分有效。

此外，此汤还可消积化滞，《本草纲目拾遗》也提到此方："治小儿一切积滞，荸荠与海蜇同煮，去蜇食荠。"

常食此方，对改善肠道湿热毒邪内蕴也有益处，有助于净化肠道、预防肿瘤。

选料时以海蜇头为最佳。体质虚寒者不宜食用。

木耳豆腐汤

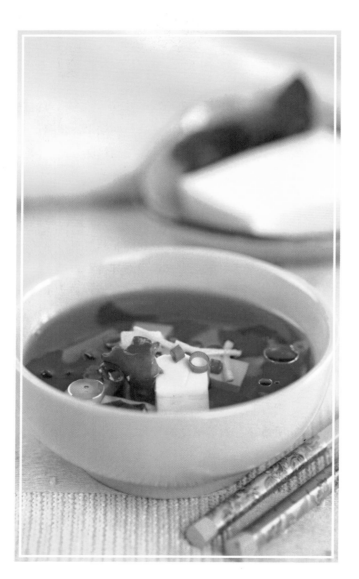

[出处]

民间验方。

[功效]

清肠道，下浊气，泻毒火，防治便秘、痔疮、便血等各类肠道疾病。

[材料]

木耳10克，豆腐100克。姜丝、香葱末各适量。

[调料]

酱油、香油、盐各适量。

[做法]

1 将木耳泡发，择洗干净；豆腐切块。

2 锅中倒入水烧开，放入木耳、豆腐块和姜丝，煮5分钟，加酱油和盐调味，放入香葱末和香油即成。

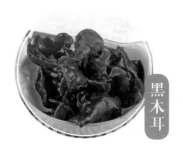

黑木耳

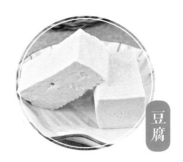

豆腐

黑木耳有凉血止血的作用，常用于便秘、痔疮、肠风、便血、血痢、血淋、崩漏等，是防治肠道疾病的天然良药。《食疗本草》说它"利五脏，宣肠胃气壅毒气"。《药性切用》说它"润燥利肠"。《本草纲目》说它"治痔"。《日用本草》说它"治肠癖下血，又凉血"。《随息居饮食谱》说它"凡崩淋血痢，痔患肠风，常食可疗"。

大便不实者不宜多吃。

豆腐可益气和中，生津润燥，清热解毒。因其能清火宽肠，故适合热结及肠燥便秘者食用，并能缓解胃热口臭、赤眼、咽痛、肺热痰黄等上火现象。《食鉴本草》说它"宽中益气，和脾胃，下大肠浊气，消胀满"。《随息居饮食谱》说它"清热润燥，生津，解毒，补中，宽肠，降浊"。《本草从新》说它"清热，利大肠"。豆腐除了可以促进通便外，还可治疗慢性腹泻。《普济方》中记载："治休息痢，醋煎白豆腐食之。"

虚寒泄泻者不宜多吃。

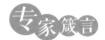 专家箴言

黑木耳和豆腐都是清洁和调整肠道的高手，二者一起食用，可以祛除胃肠热邪毒火，促进肠道畅通，不仅可以防治便秘，还对痔疮出血、便血、肠道感染等都有一定的防治作用，能全面改善肠道健康。

此方既能通畅肠胃，又有益气补血的作用，不仅适用于积滞实热所致的便秘，而且对体质虚弱的老人、儿童及久病、贫血的便秘者也十分适宜，高血压、高血脂、糖尿病、肥胖者也宜常食。

便溏、大便不实者不宜多吃。

蒲公英萝卜汤

〔出处〕

民间验方。

〔功效〕

清热解毒，泻火下气，宽肠通便，用于热毒壅盛、气滞食积、热结便秘。

〔材料〕

蒲公英15克，白萝卜150克。

〔调料〕

盐、鸡精各适量。

〔做法〕

1 白萝卜去皮，切片。

2 锅中放入蒲公英，加适量水煮20分钟，滤渣留汤。

3 汤中倒入白萝卜片，继续煮10分钟，加盐、鸡精调味即可。

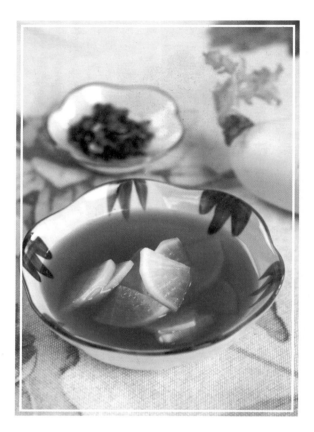

专家箴言

蒲公英有清热解毒、消肿散结、利湿通淋的功效，是治疗各类热毒疮痈、肿痛的良药，因其有一定的缓泻作用，也常用于热性便秘、肠痈腹痛等症。

蒲公英搭配顺气化痰的白萝卜，适合气胀食滞、热结便秘、目赤肿痛、咽肿热咳、热淋涩痛及高血压、高血糖、高血脂、肥胖者常食。

脾胃虚寒、便溏、泄泻者不宜多吃。

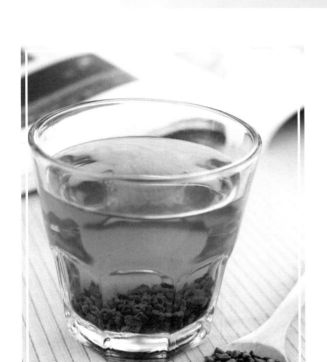

决明蜂蜜饮

[出处]

民间验方。

[功效]

润肠通便，缓泻解毒，用于大便燥结、习惯性便秘。

[材料]

炒决明子10克，蜂蜜20克。

[做法]

将决明子捣碎，放入杯中，冲入沸水，浸泡20分钟，加蜂蜜饮用。早晨饮用通便效果更好。

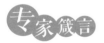专家箴言

　　决明子味甘、苦、咸，性微寒，归肝、大肠经。可清热明目，润肠通便，是一味缓泻药，常用于内热肠燥、大便秘结诸症，可令大便自然通顺，且排出成形粪便而不泄泻。

　　蜂蜜可润肠燥，也是常用的通便良药。与决明子合用，适合肠燥便秘、实热便秘、习惯性便秘者，尤宜兼有高血压、头晕眼花、头痛、高血脂、肥胖者。

　　脾胃虚寒、便溏腹泻者及孕妇忌用。

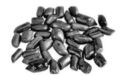决明子

土豆蜜泥

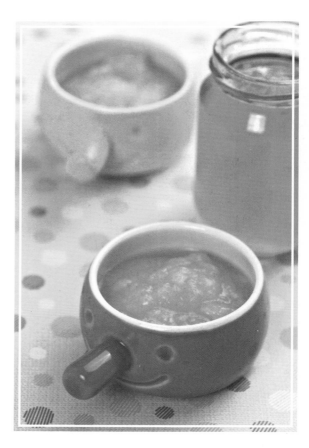

〔出处〕

《民间方》。

〔功效〕

和胃健脾，通肠促便，用于习惯性便秘、消化道溃疡。

〔材料〕

新鲜土豆250克，蜂蜜适量。

〔做法〕

1 将土豆去皮，煮熟，捣成土豆泥。

2 土豆泥中调入蜂蜜，搅拌均匀即成。每日清晨空腹食用。

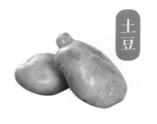

土豆

专家箴言

土豆也叫马铃薯，味甘，性平，归胃、大肠经。可益气健脾，调中和胃。其丰富的粗纤维有促进排便的作用，且对保护肠胃消化道黏膜组织有良效。

土豆搭配润肠通便的蜂蜜，适合习惯性便秘者，胃及十二指肠溃疡疼痛、慢性胃痛、皮肤湿疹者也宜食用。

脾胃虚寒、便溏腹泻者少食多吃。

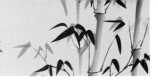

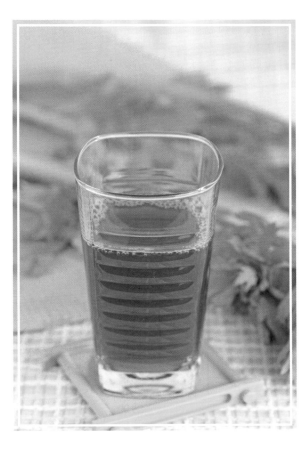

芹菜汁

〔出处〕

《本草拾遗》。

〔功效〕

利大小肠，退热通便，降压除烦，用于肠胃积热、大便不通、身热烦渴。

〔材料〕

芹菜200克。

〔做法〕

将芹菜择洗干净，切段，捣烂，绞取汁液饮用，或放入打汁机中打汁饮用。

专家箴言

芹菜平肝清热，祛风利湿，清热凉血，通利大便，尤宜热性便秘者。此外，兼有高血压、眩晕头痛、面红目赤、血淋、痈肿者也宜食用。《本草纲目》说它"去伏热，利大小肠"。《本经逢原》说它"清理胃中浊湿"。《本草拾遗》记载："茎叶捣绞取汁，去小儿暴热，大人酒后热毒、鼻塞、身热，利大小肠。"

芹菜性凉，脾胃虚寒者不宜多吃。

芹菜

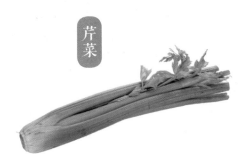

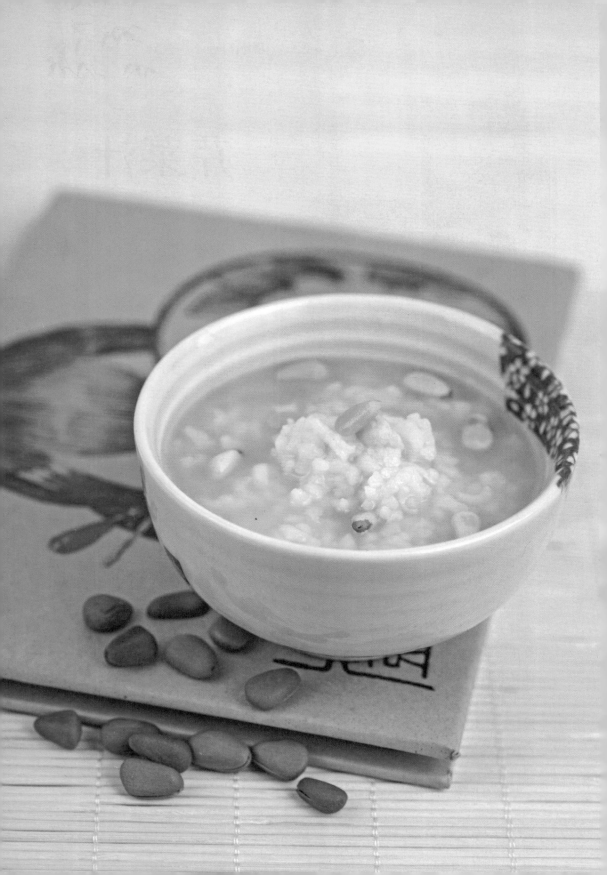

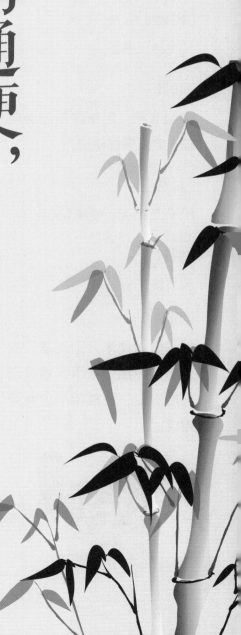

叁

润肠通便，
老年便秘宜补虚

用于肠燥便秘、习惯性便秘等老年虚弱型便秘者。

松子仁粥

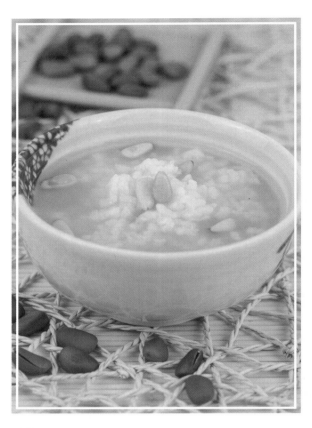

〔出处〕

《士材三书》。

〔功效〕

润燥滑肠，用于津干肠燥便秘、老人慢性便秘。

〔材料〕

松子仁25克，粳米100克。

〔调料〕

盐适量。

〔做法〕

松子仁、粳米分别洗净，放入锅中，加适量水、盐，旺火烧沸后，再改用小火煮至粥成。

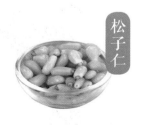
松子仁

专家箴言

　　松子仁温润五脏，是抗老防衰的良药。清代医家王孟英说它"甘平润燥，补气充饥，养液息风，耐饥温胃，通肠辟浊，下气香身，最宜老人，果中仙品，宜肴宜馅，服食所珍。"《海药本草》说它"温肠胃，久服轻身，延年不老"。松子仁油脂含量高，可润肠燥，通大便。此粥尤宜津枯肠结、大便干涩的老年便秘者。

　　肠滑腹泻者不宜多吃。

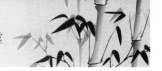

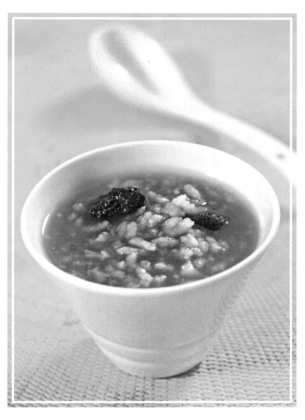

桑椹粥

〔出处〕

《粥谱》。

〔功效〕

养阴，润燥，通便，用于阴血亏虚所致大便秘结、习惯性便秘，老年人尤宜。

〔材料〕

桑椹15克（鲜品50克），粳米100克。

〔做法〕

将洗净的桑椹和淘洗好的粳米一起放入砂锅内，加适量水烧开，撇去浮沫，改小火煮30分钟，至粥成即可。

专家箴言

　　桑椹可滋补肝肾，生津润燥，润肠通便，益精明目，抗老防衰，适合肝肾不足、阴津亏虚所致的肠燥便秘者食用。常服、久服此粥，还可延缓衰老，改善眩晕耳鸣、失眠健忘、须发早白、眼目昏花等症状，缓解高血压、高血脂、糖尿病等老年慢性病，尤宜老年习惯性便秘者。

　　脾虚腹泻、便溏者不宜多吃。

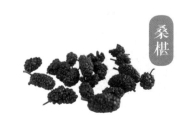
桑椹

黑芝麻粥

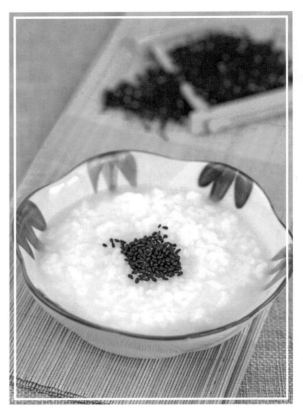

〔出处〕

《食医心镜》。

〔功效〕

滋阴润燥，滑肠通便，用于虚弱型便秘、皮肤燥涩。

〔材料〕

熟黑芝麻20克，粳米100克。

〔做法〕

1 熟黑芝麻捣碎。

2 粳米煮成粥，加入熟黑芝麻搅匀即成。

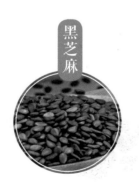

黑芝麻

专家箴言

　　黑芝麻可补肝肾，益精血，润肠燥。其补血效果好，且富含油脂，常用于肝肾阴虚、津干血枯所致的肠燥便秘、习惯性便秘等症，也是美容养颜、延年益寿的佳品。《本草备要》说它"补肝肾，润五脏，滑肠"。此粥尤宜老年便秘，兼有皮肤干皱、须发干枯早白、头晕眼花、耳鸣、健忘、失眠、骨质疏松、四肢乏力者常食。

　　大便溏泄者不宜多吃。

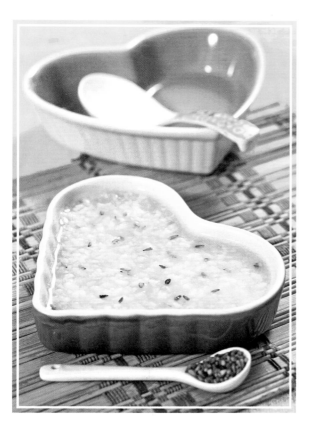

柏子仁粥

［出处］

《粥谱》。

［功效］

润肠通便，养心安神，用于老人及产妇虚弱型便秘、失眠、心神不宁。

［材料］

柏子仁15克，粳米100克。

［调料］

蜂蜜适量。

［做法］

将柏子仁洗净，稍捣后，同粳米一起放入锅中，加适量水，同煮成粥，待粥将熟时加入蜂蜜，再稍煮即可。

专家箴言

　　柏子仁可养心宁神，润肠通便。《本草纲目》说它"养心气，润肾燥，安魂定魄，益智宁神"。"味甘而补，辛而能润，其气清香，能透心肾，益脾胃"。

　　此粥适合老人及产妇等虚弱型肠燥便秘者，兼能调养心神，尤宜伴有失眠、健忘、心神不宁的便秘者。

　　柏子仁富含油脂，痰多及大便溏泄者不宜食用。

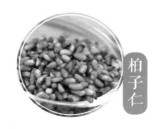

柏子仁

苁蓉羊肉粥

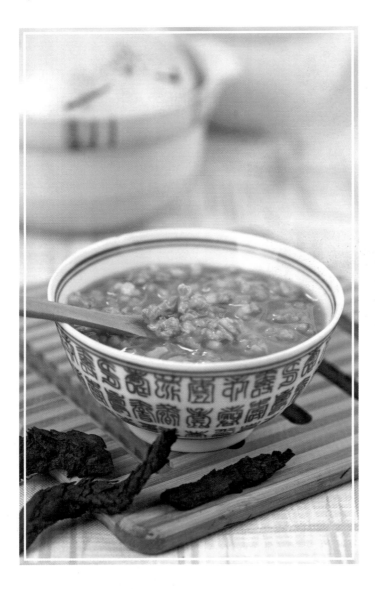

〔出处〕

《本草纲目》。

〔功效〕

补肾助阳，润肠通便，用于老人阳虚便秘。

〔材料〕

肉苁蓉15克，羊肉馅、粳米各100克。

〔调料〕

盐、姜粉各少许。

〔做法〕

1 用砂锅加水煎肉苁蓉，去渣留汤。

2 汤中放入羊肉馅、粳米，补足水，同煮30分钟，至粥稠时加入盐和姜粉调味即成。

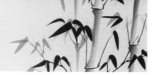

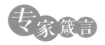

此方在《本草纲目》《药性论》中均有记载，属于温热滋补性药粥。适合肾阳虚衰、脾胃虚寒的老人阳虚便秘者，尤宜兼有肾虚腰痛、劳倦虚弱、尿频、阳痿、早泄、四肢欠温者。秋冬季服食为佳，连服5~7天见效。

体质燥热、内火旺盛、大便溏薄、性功能亢进者不宜服用，夏季也不宜多吃。

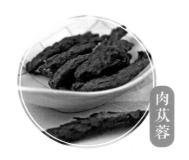

肉苁蓉

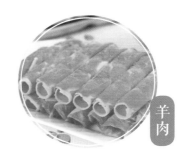

羊肉

肉苁蓉性温，归肾、大肠经。有补肾益精、润肠通便的功效，常用于阳痿、腰膝酸软、筋骨无力、肠燥便秘等。体质虚弱、阳虚怕冷、肠燥津枯、大便秘结的老年人服之尤宜，可起到补肾阳、通大肠、强体魄的作用。《神农本草经》说它"主五劳七伤，补中，除茎中寒热痛，养五脏，强阴，益精气，多子，妇人癥瘕"。《神农本草经疏》说它"久服则肥健而轻身，益肾肝补精血之故也"。"白酒煮烂顿食，治老人便燥闭结"。《本经逢原》中说"老人燥结，宜煮粥食之"。

胃弱便溏、火盛便秘者忌服。

羊肉性温，归脾、肾经。可补肾助阳，益气补虚，温中暖下，常用于虚劳羸瘦、腰膝酸软、虚寒腹痛等。《日用本草》说它"治腰膝羸弱，壮筋骨，厚肠胃"。特别适合肾阳不足、气血亏虚、食少反胃、虚劳羸瘦、腰膝酸软、四肢不温、阳痿者食用，尤宜脾肾阳虚的老年人。

羊肉比较温热，凡外感时邪或内有宿热者忌服，实热便秘者也不宜。

核桃奶粥

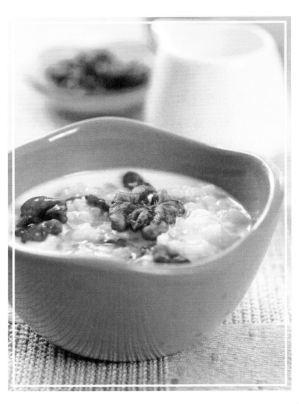

[出处]

《海上方》。

[功效]

润燥通便，强健体魄，用于老年肠燥便秘、体虚骨软。

[材料]

核桃仁20克，粳米100克，鲜牛奶150毫升。

[做法]

1 粳米淘洗干净，与核桃仁一起放入锅中，加适量水，煮至粥稠。

2 倒入鲜牛奶，继续煮5分钟即成。

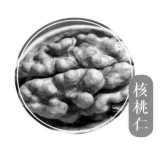

核桃仁

专家箴言

核桃仁性温，归肾、肺、大肠经。其质润多脂，可补肾温肺，润肠通便，常用于老年肠燥便秘者，兼能延缓各种老化症状。《本草纲目》说它"补气养血，润燥化痰，益命门，利三焦，温肺润肠"。牛奶是滋阴润燥的常用材料，《本草纲目》说它"补益劳损，润大肠，治气痢，除黄疸，老人煮粥甚宜"。二者同用，除了防治虚弱型便秘，还有强壮骨骼、润肺止咳、润肤养颜的作用。

痰湿肥胖、肠滑腹泻、便溏者不宜多吃。

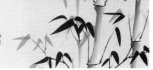

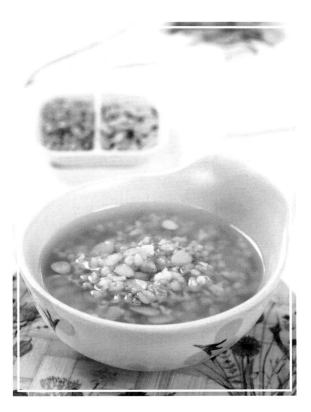

桃仁粥

[出处]

《多能鄙事》。

[功效]

破血行瘀，润燥滑肠，常用于肠燥便秘、瘀血腹痛。

[材料]

桃仁20克，粳米100克。

[调料]

白糖适量。

[做法]

锅中放入捣碎的桃仁和淘洗好的粳米，加适量水，上火烧开后改小火煮40分钟至粥成，调入白糖食用。

专家箴言

桃仁可活血祛瘀，润肠通便，止咳平喘。其富含油脂，能润燥滑肠，常用于肠燥便秘。《珍珠囊》说它"治血结、血秘、血燥，通润大便，破蓄血"。《药品化义》说它"入大肠，治血枯便闭，血燥便难，以其濡润凉血和血，有开结通滞之力"。

此粥适合肠燥便秘、肠痈腹痛、肺痈、瘀血腹痛、心脑血管病者食用。

血虚、便溏者慎用。孕妇、儿童忌用。

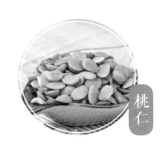

桃仁

韭菜粥

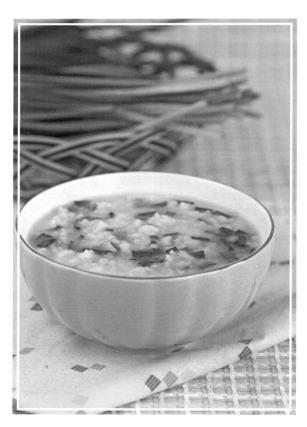

〔出处〕

《本草纲目》。

〔功效〕

温中补虚，暖肾益阴，用于肾阳虚弱所致腹中冷痛、老年性便秘。

〔材料〕

韭菜、粳米各100克。

〔调料〕

盐适量。

〔做法〕

1 韭菜洗净，切碎。

2 锅中放入粳米和适量水，煮至粥稠时放入韭菜和盐，略煮即成。

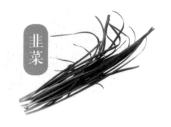

韭菜

专家箴言

　　韭菜也叫起阳草，味辛、甘，性温，可温中行气，散血解毒，常用于便秘、痢疾、痔疮、脱肛、肠中瘀血等。《滇南本草》说它"滑润肠胃中积"。韭菜温补肾阳，且粗纤维含量高，可促进肠蠕动，有利于防治老年阳虚所致的便秘，兼有腰腹冷痛、阳痿、遗精梦泄者尤宜。

　　阴虚内热及疮疡、目疾患者均忌食。

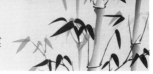

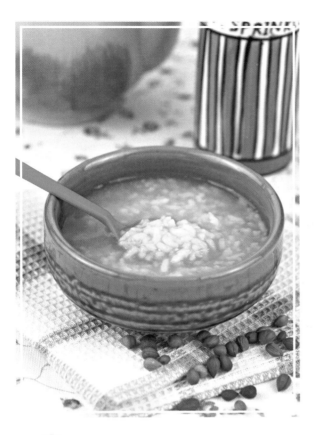

郁李仁粥

［出处］

《食医心鉴》。

［功效］

利水消肿，润肠通便，用于大便燥结、小便不利。

［材料］

郁李仁10克，粳米100克。

［做法］

1 先将郁李仁捣碎，加适量水煎煮，滤渣留汤。

2 汤中再倒入淘洗好的粳米，补足水，煮至粥成。

专家箴言

　　郁李仁归脾、大肠、小肠经，是润下缓泻药，既可润肠通便，又能利水消肿。其质润多脂，润中兼可行气，多用于大肠气滞、津枯肠燥所致的便秘、腹痛腹胀、小便不利、水肿等。《用药法象》说它"专治大肠气滞，燥湿润不通"。《神农本草经疏》说它"性专降下，善导大肠燥结"。

　　郁李仁多作救急用，不宜大量久服。阴液不足、便溏者及孕妇慎服。

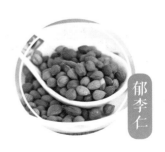

郁李仁

麻仁苏子粥

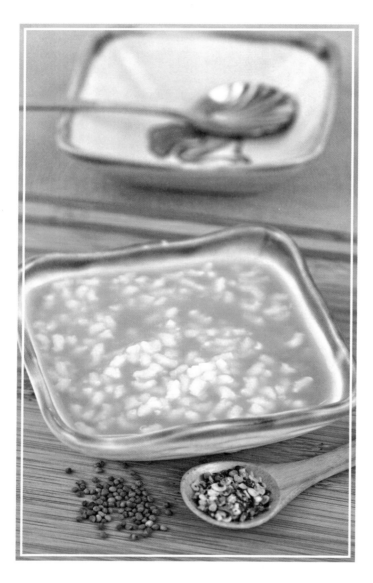

[出处]

《丹溪心法》。

[功效]

润肠通便，降气宽肠，用于津枯肠燥、体弱便秘。

[材料]

火麻仁、紫苏子各10克，粳米100克。

[做法]

1 将火麻仁、紫苏子捣碎，盛入料包内。料包放入锅中，加适量水，煮30分钟。

2 取出料包，倒入淘洗好的粳米，补足水，煮30分钟，至黏稠成粥即可。

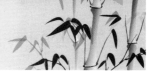

专家箴言

　　火麻仁可润肠泻下，紫苏子可滑肠下气，且二者均有滋养补虚的功效。常食此粥可润肠通便，降气宽肠，适合体虚所致的津枯肠燥、大便秘结、排便困难，尤其是老年人、产妇、术后、大病后便秘者更为适宜。

　　肠滑腹泻者忌食。

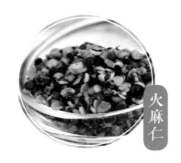

火麻仁

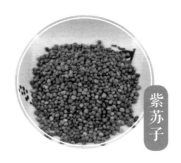

紫苏子

　　火麻仁也叫大麻仁、麻子仁、麻子、麻仁。其质润多脂，是润肠通便的常用药，兼有滋养补虚的作用，特别适合老人、产妇、病后及体弱、津血不足的肠燥便秘者，也适合高血压及动脉硬化的便秘者。《药品化义》中说："麻仁，能润肠，体润能去燥，专利大肠气结便秘。凡年老血液枯燥，产后气血不顺，病后元气未复，或禀弱不能运行者皆治。"《神农本草经疏》中说："麻子，性最滑利。"

　　肠滑泄泻者不宜多吃。

　　紫苏子也叫苏子，味辛，性温。归肺、大肠经。可降气消痰，平喘，润肠。因其性润而降，故常用于肠燥便秘以及痰壅气逆、咳嗽气喘等。《名医别录》说它"主下气，除寒中"。《日华子本草》说它"主调中，益五脏，下气，止霍乱、呕吐、反胃，补虚劳，肥健人，利大小便，破癥结，消五膈，止咳，润心肺，消痰气"。《本草纲目》说它"治风顺气，利膈宽肠，解鱼蟹毒"。

　　紫苏子主疏泄，气虚久嗽、阴虚喘逆、脾虚便滑者不宜。

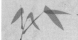

何首乌粥

〔出处〕

《太平圣惠方》。

〔功效〕

养血益肝，补肾润肠，用于肝肾不足、阴虚血枯所致的肠燥便秘。

〔材料〕

制何首乌15克，粳米100克，大枣30克。

〔调料〕

冰糖适量。

〔做法〕

1 将制何首乌用水泡半小时，放入砂锅中，加水煎取浓汁，去渣，留汤。

2 汤中放入淘洗好的粳米、大枣，补足水，小火煮30分钟，加入冰糖，继续煮5分钟即可。

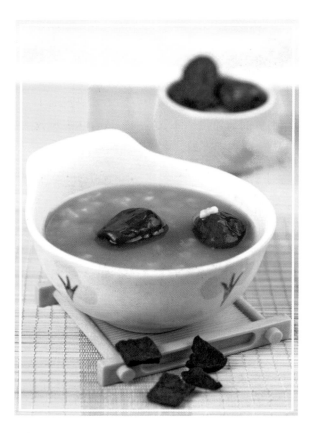

专家箴言

　　制何首乌可补肝肾，益精血，乌须发，强筋骨，常用于肝肾不足、精血亏虚所致的肠燥便秘、血虚萎黄、须发早白等。《证类本草》说它"治腹藏宿疾，一切冷气及肠风"。此粥搭配大枣，补虚养血效果更好，尤宜津干血枯的老年虚弱型便秘者。

　　生何首乌有一定毒性，不宜使用。制首乌是将生何首乌用黑豆久蒸久煮、晒干后制成的，功效更佳，也比较安全。

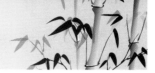

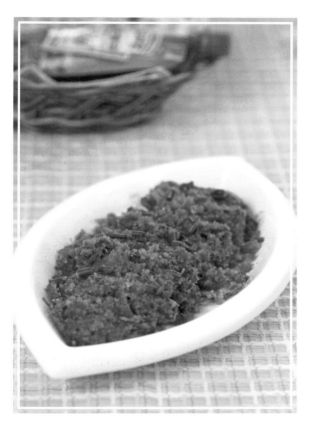

粉蒸肉

［出处］

《随园食单》。

［功效］

养阴润燥，用于体虚瘦弱、津枯血干、肠燥便秘。

［材料］

猪五花肉250克，粳米100克，香葱末少许。

［调料］

面酱、料酒各适量。

［做法］

1 将粳米炒至黄色，擀碎；猪五花肉洗净，切厚片。

2 炒米和五花肉片一起用面酱和料酒拌匀，码入蒸盘。

3 将蒸盘放入蒸锅，大火蒸2小时，取出后撒上香葱末即成。

专家箴言

　　猪肉可滋阴养血，润燥补虚，常用于热病伤津、体虚羸瘦、燥咳、肠燥便秘等，尤宜虚弱消瘦、津液干枯的老年便秘者。《随息居饮食谱》说它"补肾液，充胃汁，滋肝阴，润肌肤，利二便"。《本草备要》说它"食之润肠胃，生精液，丰肌体，泽皮肤，固其所也"。

　　猪肉脂肪含量高，易助湿生痰，故肥胖多脂、湿热痰滞内蕴者不宜多吃。

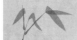
核桃仁
炒韭菜

〔出处〕

《方脉正宗》《饮膳正要》。

〔功效〕

补肾助阳，润燥通肠，用于肾
虚肠燥所致大便秘结。

〔材料〕

核桃仁30克，韭菜200克。

〔调料〕

盐适量。

〔做法〕

1 韭菜择净，清洗，切段。
2 炒锅中倒入油烧热，倒入
  核桃仁炒至微黄，放入韭
  菜段，炒出香味时加盐调
  味，炒匀即可。

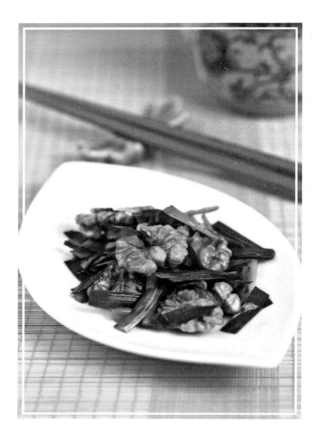

专家箴言

　　核桃仁可补肾固精，温肺定喘，润肠通
便。其质润而滋补，适用于老年体虚、病后
津亏所致的大便秘结、头晕耳鸣等症。核桃
仁搭配有"净肠草"之称的韭菜，可起到助
阳气、益精血、通肠道的作用，适合大便秘
结、肠燥便秘者，兼有肾虚阳痿、遗精、腰
痛乏力者尤宜。

　　体质燥热、阴虚火旺、腹泻、便溏者不
宜多吃。

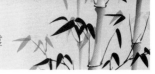

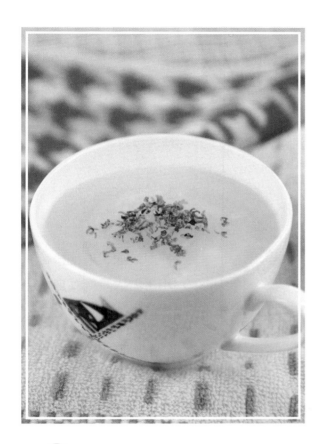

杏仁奶茶

〔出处〕

民间验方。

〔功效〕

润肠生津，通便排毒，用于津枯肠燥便秘。

〔材料〕

杏仁粉 15 克，桂花 2 克，牛奶 200 毫升。

〔调料〕

冰糖5克。

〔做法〕

将杏仁粉、冰糖放入杯中，冲入煮沸的牛奶，搅匀后撒上桂花即成。

专家箴言

　　甜杏仁可止咳平喘，润肠通便。其有滋润性，既有轻泻作用，又有滋补之效，常用于虚劳咳嗽和津伤肠燥便秘。

　　杏仁、牛奶都是滋阴润燥佳品，桂花有生津、辟臭的作用，合用对润肠燥、排肠毒、除臭秽非常有益，兼具润肤养颜之效。体虚肠燥、津血干枯所致便秘者尤宜饮用。

　　大便溏泄者不宜多饮。

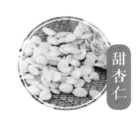

甜杏仁

当归红枣木耳汤

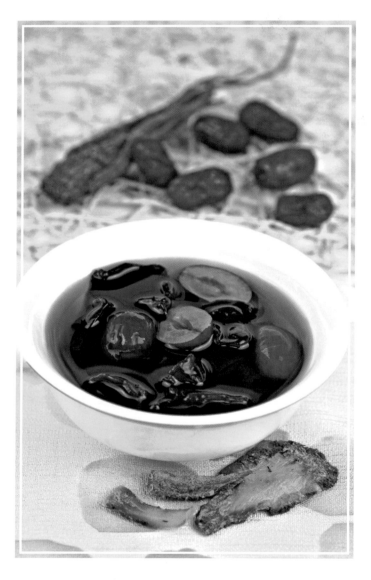

[出处]

民间验方。

[功效]

补血活血，通便排毒，用于老人及妇女血虚肠燥便秘。

[材料]

当归、红枣各 15 克，水发黑木耳 50 克。

[调料]

白糖适量。

[做法]

将当归放入调料包，与劈破、去核的红枣和水发黑木耳一起放入锅中，加适量水，煮30分钟，取出调料袋，加入白糖调味即可。

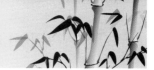

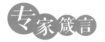专家箴言

　　当归润肠通便，红枣益气养血，黑木耳活血利肠。此汤将三者合用，既能滋补强身，又可防治血虚肠燥便秘以及贫血、便血等，适合老人及女性血虚便秘者食用，兼有眩晕心悸、高血压、高血脂、大肠癌、月经不调、虚寒腹痛者尤宜。

　　湿阻中满及大便溏泄者不宜多吃。

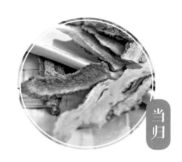

当归

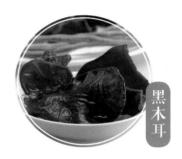

黑木耳

　　当归性温，是补血调经、活血止痛、润肠通便的常用药。《本草纲目》说它"治头痛，心腹诸痛，润肠胃、筋骨、皮肤，治痈疽，排脓止痛，和血补血"。《本草备要》说它"润燥滑肠"。当归适合防治因血虚肠燥引起的便秘，兼能补益气血，对改善老人、妇女体虚便秘尤为有益。如兼有血虚萎黄、眩晕心悸、月经不调、经闭痛经、虚寒腹痛等气血虚弱者更为适宜。

　　湿阻中满及便溏者不宜食用。

　　黑木耳可凉血止血，润燥利肠，对防治便秘、痔疮、便血、血痢、肠癌等均有良效，是净化调养肠道之宝。《神农本草经》说它"益气不饥，轻身强志"。《食疗本草》说它"利五脏，宣肠胃气拥毒气"。《日用本草》说它"治肠癖下血，又凉血"。常食黑木耳能利肠通便，降脂排毒，延年益寿，尤宜便秘兼有肥胖、高血压、高血脂、动脉硬化、癌症者食用。

　　大便不实者不宜多吃。

胶蜜汤

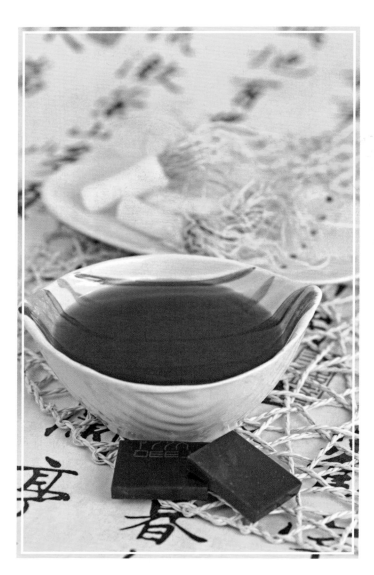

〔出处〕

《仁斋直指方》。

〔功效〕

补血滋阴，润燥通肠，用于老人及虚弱者津干血枯、大便秘涩。

〔材料〕

阿胶粉10克，连根葱白30克。

〔调料〕

蜂蜜20克。

〔做法〕

1 连根葱白洗净，放入锅中，加适量水，煮20分钟，去葱留汤。

2 汤中放入阿胶粉、蜜煮至溶化，温服即可。

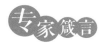

阿胶是常用补血药，适合津血干枯者补益调养。蜂蜜是常用润燥品，既能滋补，又可润肠通便，尤宜阴血不足的老年人及女性常服。

此汤适合津干血枯所致大便秘涩者，兼能养护肠胃，补益气血，润肤养颜，是血虚者日常保养的佳品。

消化不良、肠滑泄泻、痰湿内蕴、腹胀中满者不宜多吃。

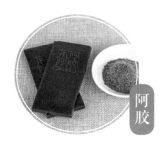

阿胶

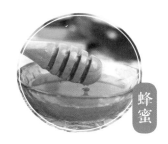

蜂蜜

阿胶可补血滋阴，润燥，止血。常用于血虚萎黄、眩晕心悸、肌痿无力、心烦不眠以及劳嗽咯血、吐血、尿血、便血、崩漏等出血证。因其能补血，故老人血虚者宜食之；因其能润肠，故老人体弱便秘者宜食之。《本草纲目》说它"疗吐血、衄血、血淋、尿血，肠风，下痢……和血滋阴，除风润燥，化痰清肺，利小便，调大肠"。《日华子本草》说它"治一切风，并鼻洪、吐血、肠风、血痢及崩中带下"。

阿胶性黏滞，脾虚泄泻、食不消化者忌用。

蜂蜜可补中润燥，缓急解毒，降压通便，调整脾胃功能，治疗胃炎、便秘、胃及十二指肠溃疡，并能去腐生肌，加快创口及黏膜愈合。慢性便秘、肠燥便秘、高血压、咽痛燥咳、肌肤干枯不润者宜常食。《神农本草经》说它"主心腹邪气，诸惊痫痉，安五脏诸不足，益气补中，止痛解毒，和百药"。《名医别录》说它"养脾气，除心烦，食饮不下，止肠澼"。

痰湿内蕴、中满痞闷及肠滑泄泻者忌服。1岁以下婴儿不宜食用。

凤髓汤

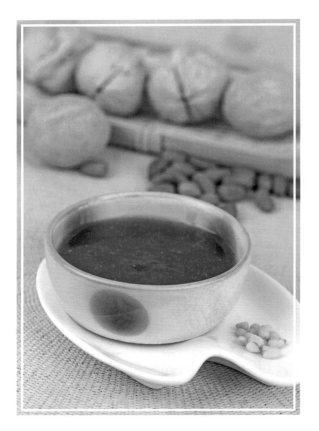

[出处]

《食宪鸿秘》。

[功效]

补肾润燥，通肠解毒，用于老人阴虚所致津干血枯、大便干涩。

[材料]

松子仁、核桃仁（汤浸去皮）各30克。

[调料]

蜂蜜30克。

[做法]

松子仁、核桃仁捣烂，研成末，调入蜂蜜和匀。

此方油脂及糖分较高，更宜瘦弱者，而肥胖多脂、痰湿中满以及糖尿病患者不宜多吃。肠滑腹泻、大便稀薄者也不宜多吃。

专家箴言

松子仁、核桃仁、蜂蜜都是润燥滑肠之品，兼有补益五脏的作用，可通肠排浊，益气补虚，养护肠胃，适合老年体虚、津干血血枯所致大便干涩者食用，尤宜老年虚弱型便秘者。

此方久服可强健体魄，轻身延年。如老年人兼有体虚瘦弱、骨质疏松、腰腿疼痛、皮肤干皱、毛发不泽、健忘脑衰等状况，均可有所改善。

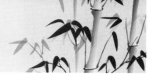

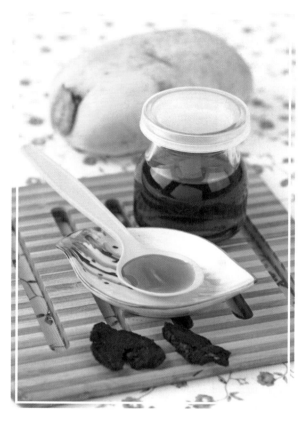

藕蜜膏

〔出处〕

《医学入门》《岭南采药录》。

〔功效〕

清热凉血，生津润肠，通肠补虚，用于阴虚内热所致虚热便秘、赤白痢疾、便血。

〔材料〕

藕汁、蜂蜜各200毫升，生地黄汁400毫升。

〔做法〕

1 将藕汁和生地黄汁和匀，调入蜂蜜，用微火煎成膏状，盛入瓶中保存，即成"藕蜜膏"。

2 每次取此膏半汤匙，含化后徐徐咽下，一日数次。

脾胃有湿邪及阳虚者不宜多吃。

专家箴言

生地黄味甘、苦，性寒，可清热，凉血，生津。常用于阴虚烦渴、便秘、便血、尿血等出血证。《本草从新》说它"消小肠火，清燥金，平诸血逆，消瘀通经。治吐衄崩中，热毒痢疾，肠胃如焚，伤寒瘟疫痘证，诸大热、大渴引饮，折跌绝筋，利大小便"。生地黄搭配健脾、养血、补虚的藕汁和润燥通肠的蜂蜜，适合阴虚烦热的老年便秘者。

香蕉
蜂蜜饮

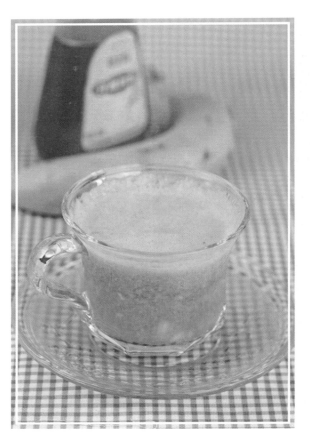

［出处］

民间验方。

［功效］

滑肠通便，用于老年便秘、
痔疮、便血。

［材料］

香蕉200克，蜂蜜适量。

［做法］

1 将香蕉带皮洗净，切块，
 放入锅中，加200毫升
 水，炖煮5分钟。

2 放入打汁机中搅打成糊，
 倒出，调入蜂蜜食用。

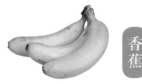

香蕉

专家箴言

　　香蕉味甘，性寒，可清热，润肠，解
毒，常用于热病烦渴、便秘、痔疮、便血、
脂肪痢、消化不良等。香蕉质润性软，适合
老年人及习惯性便秘、高血压、冠心病患
者经常食用。《本草求原》说它"清脾滑
肠"。香蕉搭配润燥补虚的蜂蜜，适合老人
虚弱型便秘、痔疮、便血者。

　　肠滑腹泻、便溏者不宜多饮。

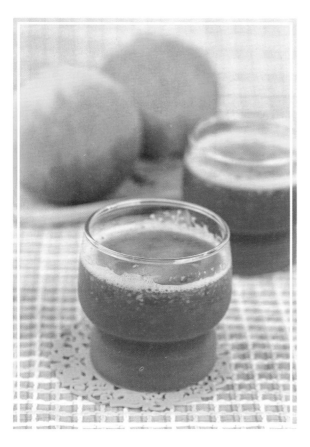

桃汁饮

〔出处〕

《随息居饮食谱》。

〔功效〕

生津润肠，用于老人体虚便秘、肠燥便秘、津少口渴。

〔材料〕

桃子1~2个。

〔做法〕

将桃子去皮，洗净，去核，取肉，桃肉捣烂取汁饮用。也可放入榨汁机中，加水榨汁后饮用。

专家箴言

　　桃子可生津润肠，活血，止喘，降压。《滇南本草》说它"润大肠，消心下积"。《随息居饮食谱》说它"补心，活血，生津涤热"。老年体虚与肠燥便秘者饮用桃汁可生津液，润肠燥，通大便，如兼有津干口渴、皮肤毛发不泽者也宜常食。

　　桃子性温，多食容易使人饱胀生热，肥胖及糖尿病者不宜多吃。

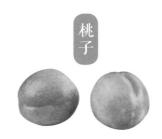

桃子

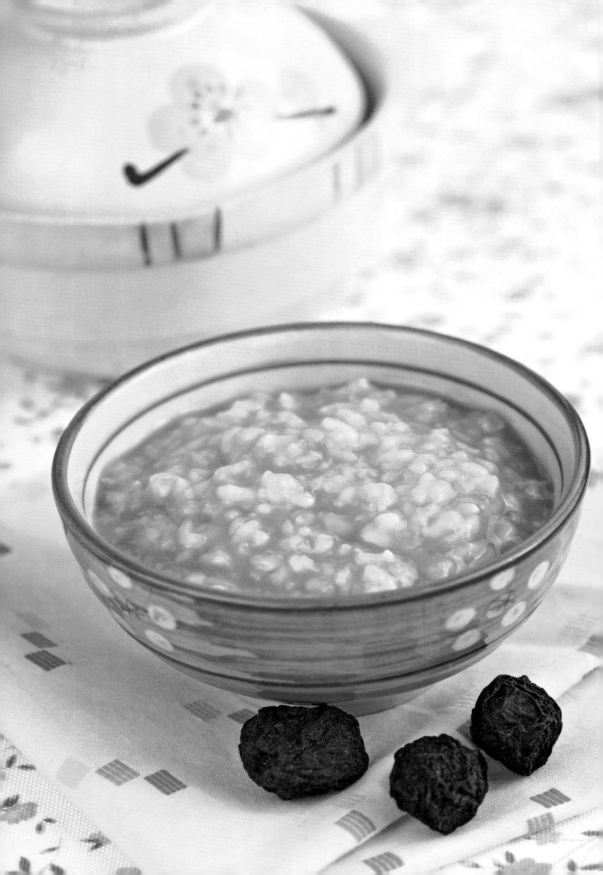

肆

解毒止痢，
净化肠道消炎症

用于急慢性肠炎、细菌性痢疾、便痢脓血等肠道炎症。

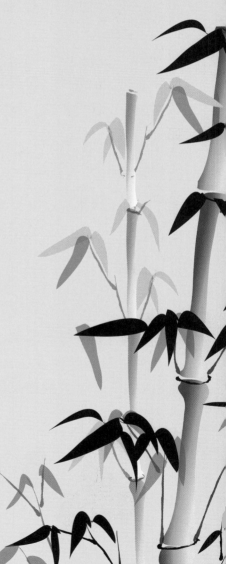

乌梅粥

[出处]

《圣济总录》。

[功效]

敛肺涩肠，止泄痢，用于细菌性痢疾、便痢脓血、慢性肠炎、久泻久痢。

[材料]

乌梅15克，粳米100克。

[调料]

冰糖适量。

[做法]

1 将乌梅入锅，加水煎煮，去渣留汤。

2 汤中加入淘洗好的粳米和冰糖，煮至粥成。

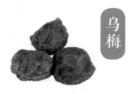

乌梅

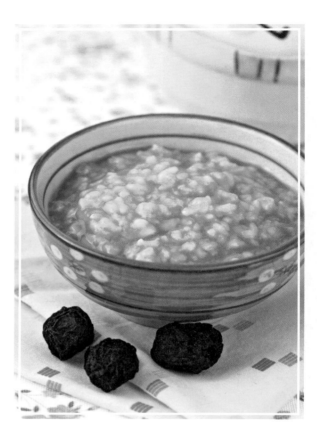

专家箴言

乌梅味道酸、涩，是收敛止泻的良药，可敛肺，涩肠，生津，安蛔，常用于细菌性痢疾、便血、尿血、钩虫病、胆道蛔虫症以及久咳、虚热烦渴等。《名医别录》说它"止下痢，好唾口干"。《本草纲目》说它"敛肺涩肠，治久嗽，泻痢，反胃噎膈，蛔厥吐利……"现代研究证实，乌梅对痢疾杆菌、大肠杆菌均有一定的抑制作用。

有实邪者忌服，急性肠炎泄痢者不宜多吃。

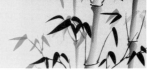

葱粥

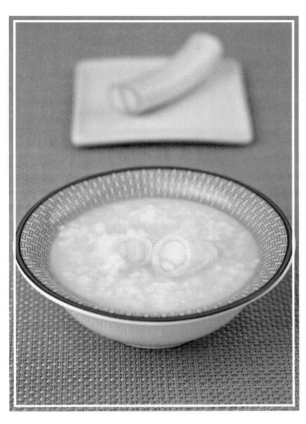

〔出处〕

《食医心镜》。

〔功效〕

发表，通阳，解毒，利二便，用于赤白痢疾。

〔材料〕

大葱70克，粳米100克。

〔做法〕

将大葱洗净，切段，与淘洗好的粳米一同入锅，加适量水，煮至粥成。

专家箴言

大葱味辛，性温，可发表通阳，解毒杀虫。常用于赤白痢疾、二便不通、痔疮有血、肠道寄生虫所致腹痛、阴寒腹痛及外感风寒等。葱白功效强于葱茎。金元名医李杲说它"治阳明下痢下血"。现代研究证实，大葱对痢疾杆菌、结核杆菌、葡萄球菌及链球菌等均有抑制作用，是天然抑菌食物。

葱还可外用，治痔疮出血。《必效方》中说："治痔正发疼痛，葱和须，浓煎汤，置盆中坐浸之"。

粳米可补中益气，健脾和胃，也有止泻作用。《食鉴本草》说它"补脾，益五脏，壮气力，止泄痢"。

表虚多汗者忌服。

马齿苋粥

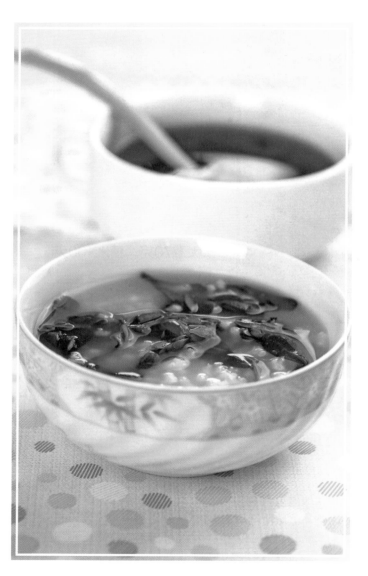

〔出处〕

《太平圣惠方》。

〔功效〕

清热解毒，凉血止痢，用于肠炎腹泻、热痢脓血、尿血等。

〔材料〕

马齿苋150克，粳米100克。

〔做法〕

1 马齿苋摘洗干净，切成段；粳米淘洗干净，备用。

2 马齿苋与粳米一起放入锅中，加清水，旺火烧沸后，再改用小火煮至粥成。

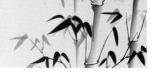

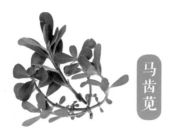

马齿苋

专家箴言

　　马齿苋也叫长命菜，味酸，性寒，可清热利湿，凉血解毒，散血消肿。常用于细菌性痢疾、热痢脓血、急性肠炎、痔疮出血、肠痈、尿血、痈肿恶疮等。马齿苋对痢疾杆菌、伤寒杆菌、金黄色葡萄球菌有抑制作用，尤其适合防治湿热所致的急慢性肠炎腹泻、细菌性痢疾、热毒血痢，也可用于钩虫病、急性阑尾炎、小儿腹泻以及疮疖等各类化脓性疾病。《本草纲目》说它"散血消肿，利肠滑胎，解毒通淋"。《生草药性备要》说它"治红痢症，清热毒，洗痔疮疳疔"。

　　马齿苋性寒滑利，脾胃虚寒、肠滑便溏腹泻者及孕妇均不宜食用。

延伸用法：马齿蜜

〔出处〕

《食医心鉴》。

〔功效〕

清热解毒，止痢，补虚，治赤白痢疾及血痢、小便不通。

〔材料〕

马齿苋汁100毫升，蜂蜜30克。

〔做法〕

将马齿苋汁调入蜂蜜拌匀，微温饮服。

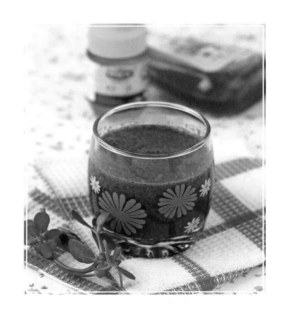

扁豆粥

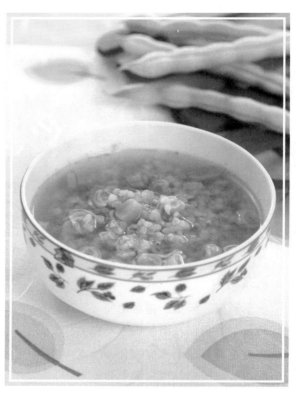

〔出处〕

民间验方。

〔功效〕

健脾止泻，用于暑湿热毒所致急慢性腹泻、痢疾。

〔材料〕

鲜扁豆150克，粳米100克，盐适量。

〔做法〕

1 将鲜扁豆择洗干净，切成小段；粳米淘洗干净。

2 锅中放入粳米和适量水，煮20分钟，再放入扁豆，煮至粥稠，加盐调味即可。

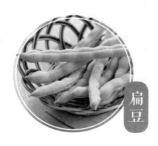

扁豆

专家箴言

　　扁豆有健脾和中、消暑化湿的功效，可用于急性和慢性腹泻、带下诸症。《药性辨疑》中说"扁豆专清暑，故和中而止霍乱；极补脾，故治痢而止脓血，消水湿，治热泄"。《本草纲目》说它"止泄泻，消暑，暖脾胃，除湿热，止消渴"。《滇南本草》说它"治脾胃虚弱，反胃冷吐，久泻不止，食积痞块，小儿疳疾"。《药品化义》说它"下行通利大肠，能化清降浊，善疗肠红久泻"。

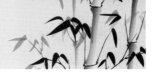

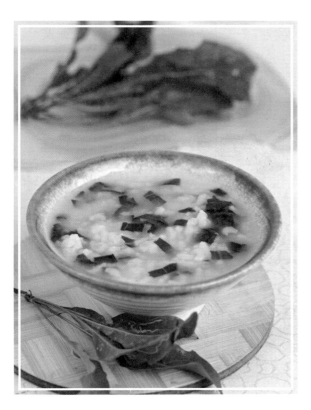

苦菜粥

[出处]

民间验方。

[功效]

清热解毒，活血排脓，用于热毒痢疾、肠炎、便血等。

[材料]

鲜苦菜50克，粳米100克。

[做法]

1 将苦菜择洗干净，焯水后切碎；粳米淘洗干净。

2 锅中放入粳米和适量水，煮至粥稠，放入苦菜，再煮沸即可。

专家箴言

　　苦菜也叫苦苣、苦麻菜，是一种苦寒的野菜。可清热解毒，破瘀活血，排脓，常用于肠炎、痢疾、痔瘘、阑尾炎、腹腔脓肿、血淋、黄疸、盆腔炎、肺结核、吐血、鼻血、痈疮疔肿、小儿疳积等。《名医别录》说它"疗肠澼渴热，中疾恶疮，耐饥寒"。《本草纲目》说它"治血淋痔瘘"。《本草会编》说它"主诸痢"。

　　脾胃虚寒者忌用。不可与蜜共食。

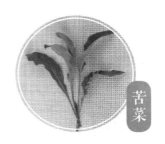

苦菜

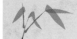
花椒粥

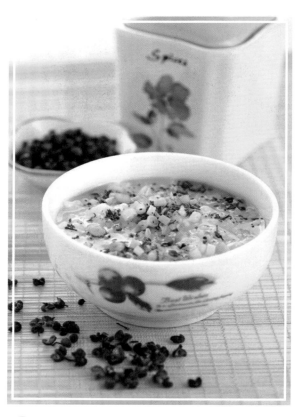

〔出处〕

《食疗本草》。

〔功效〕

温中散寒，除湿止痛，杀虫，用于寒湿所致脘腹冷痛、泄泻及蛔虫腹痛等。

〔材料〕

粳米100克，花椒末3克，葱末、姜末各适量。

〔调料〕

盐、鸡精各适量。

〔做法〕

先将粳米加水煮成粥，再放入葱末、姜末、盐、味精，调匀稍煮，趁热撒入花椒末即可。

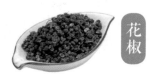
花椒

专家箴言

花椒也叫川椒，味辛，性温，可温中散寒，除湿止痛，杀虫，常用于脘腹冷痛、呕吐、泄泻、痢疾、虫积腹痛、蛔虫症等。花椒对多种杆菌及球菌都有明显的抑制作用。《名医别录》说它"除六腑寒冷……宿食，肠僻下痢"。《药性论》说它"治产后恶血痢，多年痢，主生发，疗腹中冷痛"。

此粥适合因寒湿所致泄痢者，热性血痢者不宜。阴虚火旺者忌服，孕妇慎服。

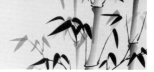

当归赤豆猪肚粥

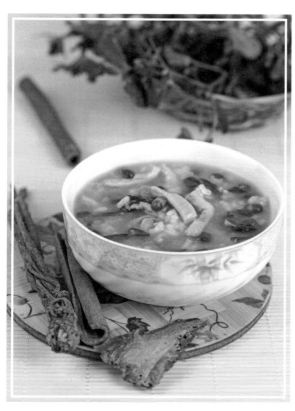

[出处]

民间验方。

[功效]

清热解毒，和血止痢，用于慢性细菌性痢疾、慢性肠炎。

[材料]

粳米、猪肚、马齿苋各100克，赤小豆30克，当归15克，肉桂6克。

[调料]

盐适量。

[做法]

1 猪肚切丝，焯水；马齿苋切段，焯水。

2 先将当归、肉桂入锅，加水煎取汤汁，再入赤小豆、猪肚丝，煮30分钟，倒入粳米煮至粥稠，放入马齿苋和盐，煮沸即可。

专家箴言

当归补血和血，善治血痢、腹痛。赤小豆可解热毒，排脓血，补血脉，治热毒下血。马齿苋寒滑利肠，善清大肠湿热，可治菌痢。猪肚可补虚损、健脾胃，治体虚泄泻、下痢。配以少量肉桂，有助于通血脉，"血行则便脓血自愈"。

此粥适合热毒熏灼肠胃所致的腹泻、血痢、便下赤白脓血，可用于湿热交杂的慢性细菌性痢疾、过敏性结肠炎、久痢不愈（休息痢）等慢性肠炎患者。

银花莲子粥

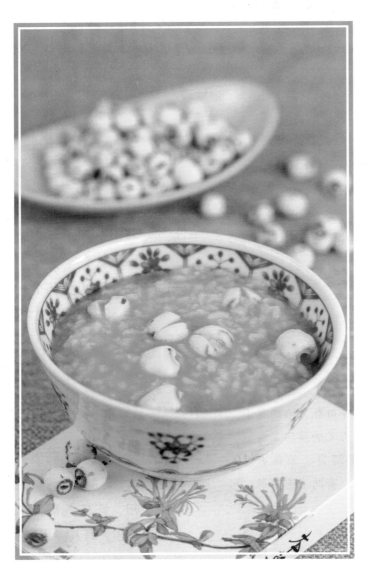

[出处]

民间验方。

[功效]

清热解毒，健脾止泻。
用于热毒痢疾、泄痢日
久、便血、痈疡肿毒。

[材料]

金银花10克，莲子30
克，粳米100克。

[调料]

冰糖适量。

[做法]

1 将金银花加水煎煮，
滤渣留汤。

2 汤中放入莲子，煮30
分钟，再倒入粳米和
冰糖，煮至粥成。

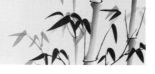
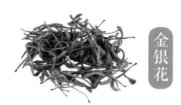

金银花

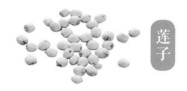

莲子

专家箴言

金银花是常用的清热解毒药，有很好的抗菌消炎作用，可用于热毒血痢、痔漏、痈肿疔疮、温病发热等。尤宜热毒结聚肠道所致泄痢便血、肠炎、急性细菌性痢疾、肠道传染病及阑尾炎者，还可用于婴幼儿腹泻。《本草通玄》说它"主胀满下痢，消痈散毒，补虚疗风"。《生草药性备要》说它"能消痈疽疔毒，止痢疾，洗疳疮，去皮肤血热"。

莲子可补脾益肾，涩肠止泻，常用于脾虚久泻、久痢等。因其能止呕开胃，常用治噤口痢（下痢且饮食不入）。《日用本草》说它"止烦渴，治泻痢，止白浊"。《本草备要》说它"开胃进食，专治噤口痢、淋浊诸证"。

此粥止泻止痢，既能排毒抑菌，又能补虚健脾，可用于调整肠道，防治肠道炎症及感染。

延伸用法：银花甘草饮

〔功效〕

清热解毒，缓急止痛，用于赤白痢疾、十二指肠溃疡等。

〔材料〕

金银花5克，甘草10克，冰糖适量。

〔做法〕

将所有材料放入碗中，冲入沸水，闷泡15分钟即可。可多次冲泡，代茶频饮。

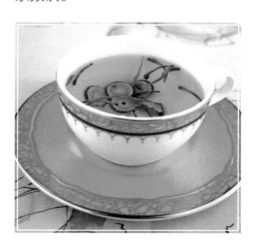

醋煎豆腐

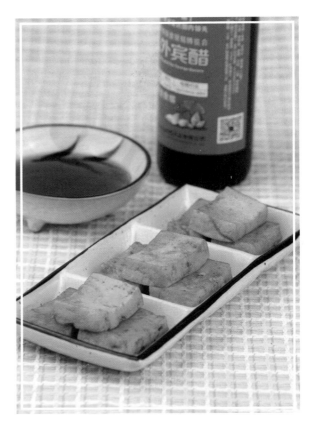

〔出处〕

《普济方》。

〔功效〕

清热解毒，益气和中，用于休息痢（下痢履发履止、迁延日久不愈者）。

〔材料〕

豆腐250克。

〔调料〕

醋250毫升，盐适量。

〔做法〕

1 将豆腐切大块。

2 锅中倒入醋煮沸，放入豆腐块和盐，小火慢煎，至收干汤汁出锅。

专家箴言

豆腐可益气和中，生津润燥，清热解毒，常用于休息痢及赤眼、消渴等。《食鉴本草》说它"宽中益气，和脾胃，下大肠浊气，消胀满"。《随息居饮食谱》说它"补中，宽肠，降浊"。

醋能散瘀止血，解毒杀虫，可用于下痢及大便下血。《会约医镜》说它"治肠滑泻痢。"酸味有收涩作用，可涩肠止泻。

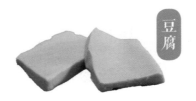

豆腐

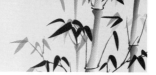

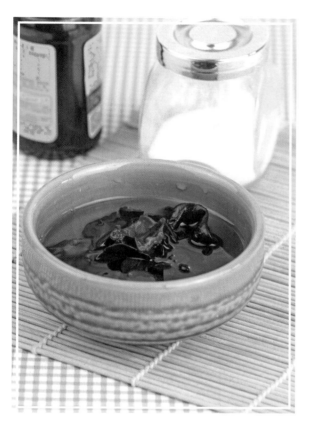

黑木耳方

[出处]

《太平圣惠方》。

[功效]

涩肠，活血，止痢，用于血痢日夜不止、腹中疼痛、心神烦闷。

[材料]

水发黑木耳150克。

[调料]

盐、醋各适量。

[做法]

将黑木耳择洗干净，放入锅中，加适量水煮沸，放入醋、盐，再煮5分钟即可。

专家箴言

　　黑木耳可凉血，止血，是调整肠道的天然良药，既能通便，又能止泻，常用于血痢、肠风下血、便秘、痔疮出血、血淋、崩漏、高血压、大肠癌等。《食疗本草》说它"利五脏，宣肠胃气拥毒气"。《日用本草》说它"治肠癖下血，又凉血"。《随息居饮食谱》说它"凡崩淋血痢，痔患肠风，常食可疗"。

　　此方适合下痢带血者，虚寒溏泄者慎服。

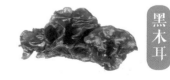

黑木耳

乳饼面

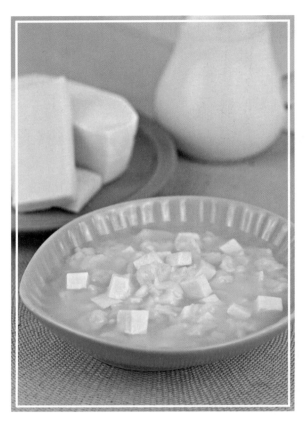

〔出处〕

《饮膳正要》。

〔功效〕

健脾固肠，用于脾胃虚弱、赤白泄痢。

〔材料〕

乳饼、面粉各100克，白糖适量。

〔做法〕

1 将乳饼切小丁；面粉用滴水和面法制成小面疙瘩。

2 锅中加适量开水烧开，倒入面疙瘩滑散，放入乳饼丁，煮5分钟，加糖即可。

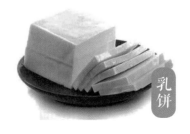

乳饼

专家箴言

乳饼是用牛奶或羊奶制成的豆腐样乳制品，也叫乳腐，与奶酪类似，是一种高蛋白、高脂肪的滋补营养食品，可补虚损，治气虚下痢，尤宜老年虚弱者。

白面由小麦制成，可健脾胃，止泄痢。《本草拾遗》中说"小麦面，补虚，实人肤体，厚肠胃，强气力"。《饮膳正要》记载："治滑痢肠胃不固，白面一斤，炒令焦黄，每日空心温水调（服）一匙头。"

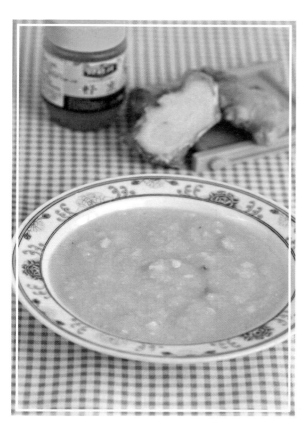

生姜糯米粉

［出处］

《经验良方》。

［功效］

益气养胃，降逆通滞，温肠止痢，用于寒湿所致久泻食少、水痢、下痢噤口。

［材料］

糯米250克，生姜末50克，蜂蜜适量。

［做法］

1 将糯米碾成粗末，和生姜末一起炒熟，装瓶保存。

2 每次取15克，用沸水冲调，加蜂蜜食用，每日3次。

专家箴言

糯米可益气健脾，主治下痢噤口、久泻食减、小便白浊、痔疮等。《名医别录》说它"温中，令人多热，大便坚"。《本草纲目》说它"暖脾胃，止虚寒泄痢"。生姜辛温散寒，温暖脾胃，止呕止泻，常用于脾胃湿寒所致的呕吐、泄泻。蜂蜜可补中润燥，止痛解毒，对养护肠胃黏膜、修复溃疡组织十分有益。

此方尤宜虚寒下痢、上吐下泻、不下食者。

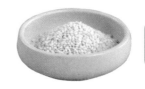

糯米

香椿炒鸡蛋

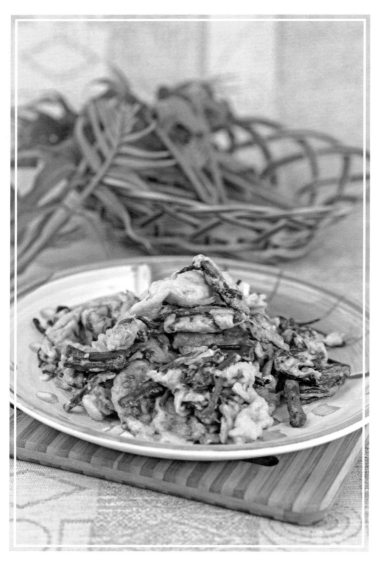

〔出处〕

民间验方。

〔功效〕

消炎止痢，用于赤白痢疾、久痢不止。

〔材料〕

香椿50克，鸡蛋2个。

〔调料〕

盐适量。

〔做法〕

1 将香椿择洗干净，切段，放入大碗中，打入鸡蛋，加盐，搅拌均匀。

2 锅中倒入油烧热，倒入香椿鸡蛋汁，炒熟即可。

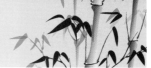

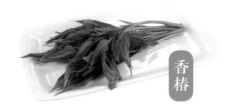

香椿

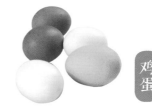

鸡蛋

专家箴言

香椿可清热化湿，祛风解毒，止血止痛，常用于痢疾、肠炎、便血、泌尿道感染、血崩、白带等。《唐本草》说它"主洗疮疥、风疽"。《陆川本草》说它"健胃，止血，消炎，杀虫。治子宫炎、肠炎、痢疾、尿道炎。"

鸡蛋可滋阴润燥，养血安胎，治热病烦闷、下痢等。《本草拾遗》说它"主产后痢……与小儿食之，止痢"。《日华子本草》说它"醋煮，治久痢"。《圣济总录》中说："鸡子饼，治水痢脐腹痛：鸡子三枚，打去壳，醋炒熟，入面少许，和作饼子炙熟，空心食之。"

此方老少皆宜，日常可食，对防治肠道炎症十分有益。

延伸用法：香椿叶汁

[出处]

《福建民间草药》。

[功效]

解毒，消炎，治赤白痢疾。

[材料]

香椿叶100～200克。

[做法]

香椿叶加水煎汁，滤渣取汁饮用。

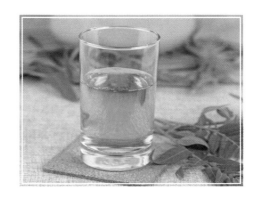

大蒜煎鸡蛋

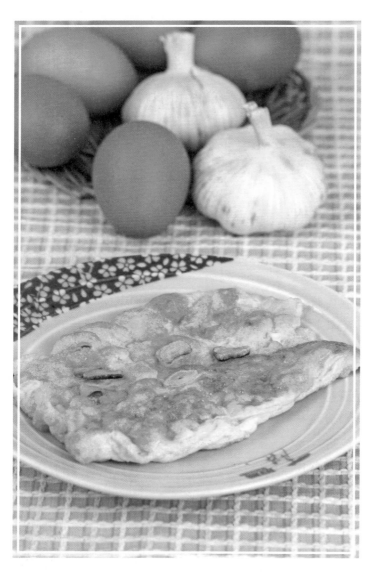

〔出处〕

《圣济总录》。

〔功效〕

杀菌解毒，健脾暖胃，止泻止痢，用于痢疾、水泻、休息痢。

〔材料〕

大蒜瓣30克，鸡蛋2个。

〔调料〕

盐适量。

〔做法〕

1 将大蒜瓣洗净，切片，放入大碗中，打入鸡蛋，加盐，搅拌均匀。

2 锅中倒入油烧热，倒入大蒜鸡蛋汁，煎熟即可。

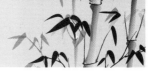

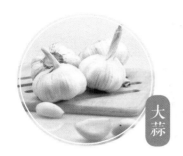

大蒜

专家箴言

大蒜是辛温食材，日常食之可健脾胃，助消化，清肠道，解诸毒，强体魄，适合脘腹冷痛、食欲不振、消化不良、细菌感染、细菌性痢疾、阿米巴痢疾、肠炎、蛲虫病、钩虫病、急性阑尾炎、癌症患者食用。大蒜有显著的抑菌作用，对化脓性球菌、痢疾杆菌、伤寒杆菌等均可抑制，是天然杀菌杀虫药。常食大蒜，还可有效减少食物中毒，避免由此产生的腹泻。《本草新编》说它"入五脏，解毒去秽，除疟辟瘟，消肉消食，止吐止泻"。

鸡蛋也有止泻止痢的作用，与大蒜合用，可增强止泄痢的功效，并补充久泻久痢造成的营养损失。

大蒜不宜生食过多，空腹尤忌，以免刺激肠胃。阴虚火旺者不宜多吃大蒜。大蒜不宜与蜂蜜同食。

延伸用法：醋蒜方

〔出处〕

《随息居饮食谱》。

〔功效〕

解毒，补虚，健脾止泻，用于心腹冷痛、虚汗泄痢。

〔材料〕

大蒜、醋各500克。

〔做法〕

将大蒜剥外皮，洗净，沥干水分，放入瓶中，倒入醋没过蒜，封口，浸泡半个月。每食数瓣。

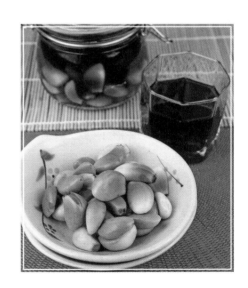

鲫鱼烩

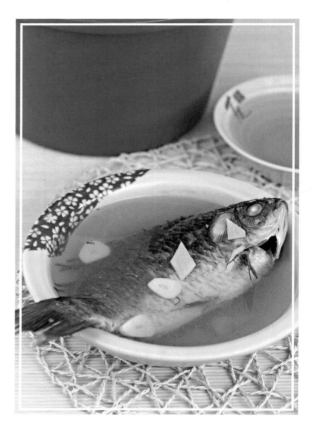

〔出处〕

《圣济总录》。

〔功效〕

温中止痢，用于赤白痢疾、下痢腹痛、噤口痢。

〔材料〕

鲫鱼1条（约500克）。

〔调料〕

蒜片、姜片各15克，盐、胡椒粉、醋各适量。

〔做法〕

1 将鲫鱼处理干净。

2 鲫鱼放入锅中，加适量水烧开，撇去浮沫，放入蒜片、姜片和醋，中火煮20分钟，加盐、胡椒粉调味即成。

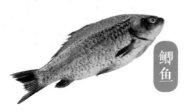
鲫鱼

专家箴言

　　鲫鱼可健脾利湿，常用于脾胃虚弱、纳少无力、痢疾、便血、水肿、淋病、痈肿、溃疡等。《日华子本草》说它"疗肠澼水谷不调……治肠风血痢"。《神农本草经疏》说它"入胃，治胃弱不下食；入大肠，治赤白久痢、肠痈"。"鲫鱼调胃实肠，与病无碍，诸鱼中惟此可常食"。此方适合下痢脓血、脾胃气冷、不能下食、虚弱无力者食用。

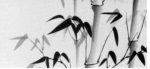

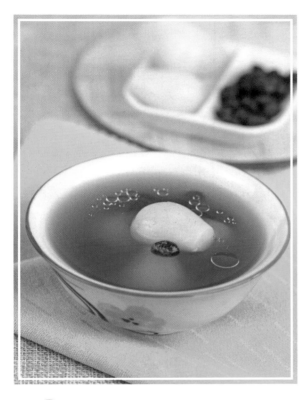

豉薤汤

〔出处〕

《备急葛氏方》。

〔功效〕

行气散结，温阳，止痢，用于伤寒暴下、滞痢腹痛、菌痢及慢性肠炎。

〔材料〕

淡豆豉、薤白各30克。

〔调料〕

香油、盐各适量。

〔做法〕

薤白、淡豆豉放入锅中，加适量水，煮15分钟，加盐和香油调味即可。

专家箴言

　　薤白辛温，可通阳散结，行气导滞，常用于伤寒所致胸痹痰咳、泄痢后重。《本草拾遗》说它"主久利不瘥，大腹内常恶者，但多煮食之"。《用药心法》说它"治泄痢下重，下焦气滞"。《食医心镜》中说："治赤白痢下，薤白煮粥食之。"气虚者慎服。

　　淡豆豉解表，除烦，宣郁，解毒。《药性论》说它"煮服，治血痢腹痛"。《本草纲目》说它"得薤则治痢，得蒜则止血"。故其常与薤白合用而治痢疾。

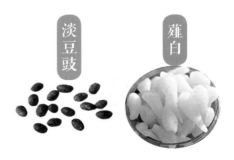

淡豆豉　薤白

绿豆汤

〔出处〕

民间验方。

〔功效〕

清热解毒，利水祛湿，用于湿热毒火所致血痢、便血及小儿赤白痢。

〔材料〕

绿豆50克。

〔调料〕

白糖适量。

〔做法〕

将绿豆倒入锅中，加适量水煮熟，取汤加白糖拌匀，代茶饮。

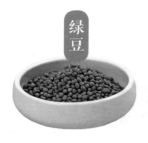

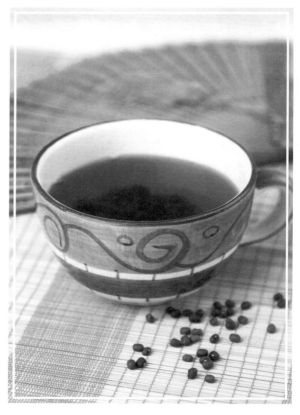

专家箴言

绿豆甘寒，可清热解毒，消暑利水，常用于暑热烦渴、水肿、泻利、丹毒、痈肿等，尤宜因湿热毒火内蕴肠道所致的泄痢、便血。名医孙思邈说它"治寒热、热中，止泄痢、卒澼，利小便胀满"。《日华子本草》说它"益气，除热毒风，厚肠胃"。此汤也常用于炎夏暑热时期防治暑湿引起的腹泻、呕吐、饮食不下。

脾胃虚寒滑泄者不宜多饮。

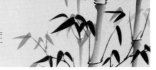

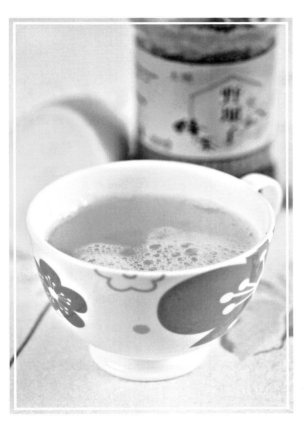

蜜水萝卜汁

〔出处〕

《普济方》。

〔功效〕

消积化滞，下气宽中，解毒止痛，用于热痢、血痢及痢后大肠里痛、肠梗阻。

〔材料〕

白萝卜200克，蜂蜜50克。

〔做法〕

1 将白萝卜洗净，去皮，切块，放入榨汁机，加适量水榨汁。

2 去渣取萝卜汁，加入蜂蜜，一起煎煮至温熟，早午食前服用。

专家箴言

萝卜古称莱菔，可消积滞，化痰热，下气宽中，解毒。常用于消化不良、食积胀满、腹泻、痢疾、便血、吞酸、消渴、热咳、肠梗阻等，尤宜热痢、血痢及痢后大肠里痛者。《食物本草》说它"生捣服，治噤口痢"。《本草纲目》说"饮汁治下痢及失音"。萝卜煎水饮用，也可用于结核性、粘连性以及机械性肠梗阻。

脾胃虚寒者勿食。

乌梅姜茶饮

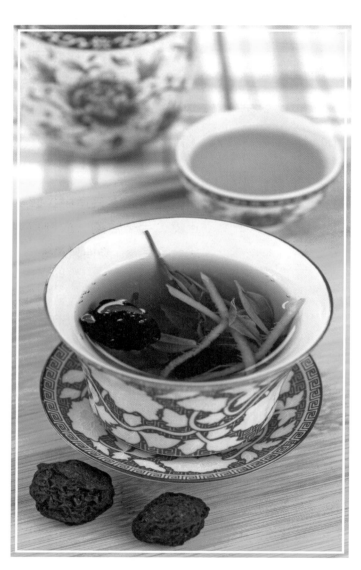

〔出处〕

《御药院方》。

〔功效〕

温中消积，涩肠止痢，用于菌痢、阿米巴痢疾、肠道传染病。

〔材料〕

乌梅30克，生姜15克，绿茶6克。

〔调料〕

红糖适量。

〔做法〕

1 将生姜洗净，切细丝；乌梅去核取肉。

2 姜丝、乌梅肉与绿茶一起置于茶杯中，冲入沸水，闷泡30分钟，调入红糖饮用。

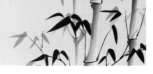
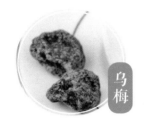
乌梅

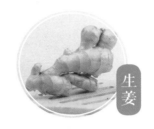
生姜

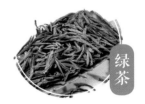
绿茶

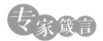
专家箴言

乌梅可涩肠止痢，安蛔，常用于细菌性痢疾、便痢脓血、尿血、钩虫病、胆道蛔虫症等，也常用于防治肠道感染、肠道传染病、虫病等。

绿茶清热解毒，上清头目，中消食滞，下利二便，可用于痢疾、急慢性胃肠炎、急性传染性肝炎等。茶叶对痢疾杆菌等肠道细菌有抑制作用，其中，绿茶抗菌功效优于红茶。《日用本草》说它"炒煎饮，治热毒赤白痢"。

生姜可解表散寒，温中止呕，常用于胃寒呕吐、泄泻。

此方将乌梅、绿茶、生姜合用，可消食积，涩肠道，止泄痢，适用于菌痢、血痢、肠炎腹痛、泄泻、吐血不止、纳呆、乏力等症。《日华子本草》说乌梅"涩肠止痢……又入建茶、干姜为丸，止休息痢"。也与此方类似。

延伸用法：浓煎茶汁

〔出处〕

《圣济总录》。

〔功效〕

治热毒下痢、赤白痢疾、久泻久痢。

〔材料〕

茶叶500克。

〔做法〕

1 将茶叶研成粉，装瓶保存。

2 每取15克，加水煎成浓茶饮用。

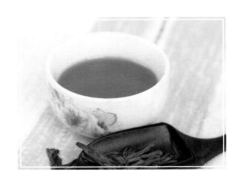

冰梅汤

〔出处〕

《随息居饮食谱》。

〔功效〕

补中益气，和胃润肺，用于菌痢、噤口痢。

〔材料〕

冰糖15克，乌梅2个。

〔做法〕

将冰糖与乌梅放入锅中，加适量水，煎成浓汁，温热代茶频饮。

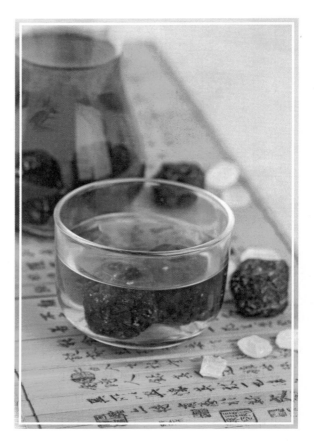

乌梅对痢疾杆菌、大肠杆菌均有一定的抑制作用，常用于治疗细菌性痢疾，早期治疗效果较好。《本草新编》说乌梅"止痢断疟，每有速效"。

有实邪者忌服，急性肠炎泄痢者不宜多饮。

专家箴言

《圣济总录》记载："治便痢脓血：乌梅一两，去核，烧过为末。每服二钱，米饮下。"《肘后方》记载："治久痢不止，肠垢已出，乌梅肉二十个，水一盏，煎六分，食前，分二服。"《济生方》记载："治大便下血不止，乌梅三两（烧存性），为末，用好醋打米糊丸，如梧桐子大，每服七十丸，空心米饮下。"

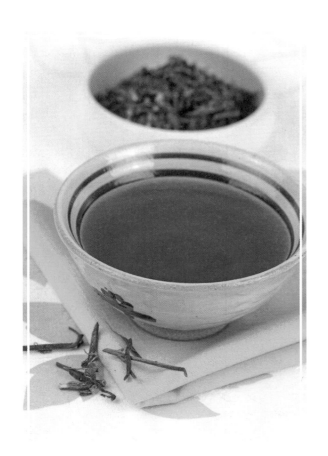

墨旱莲饮

〔出处〕

《湖南药物志》。

〔功效〕

凉血止血，通肠排脓，用于热痢便血、肠风脏毒。

〔材料〕

墨旱莲30克。

〔调料〕

白糖适量。

〔做法〕

墨旱莲放入锅中，加适量水，煎煮后去渣取汁，调入白糖饮用。

专家箴言

　　墨旱莲也叫旱莲草、鳢肠。味甘性寒，可滋补肝肾，凉血止血，常用于痢疾、肠风脏毒、热痢便血等。《唐本草》说它"主血痢"。《日华子本草》说它"排脓，止血，通小肠"。《滇南本草》说它"固齿，乌须，洗九种痔疮"。

　　此方适用于因湿热所致的痢疾，脾肾虚寒所致泄泻者忌用。

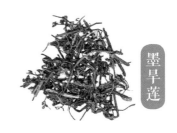

墨旱莲

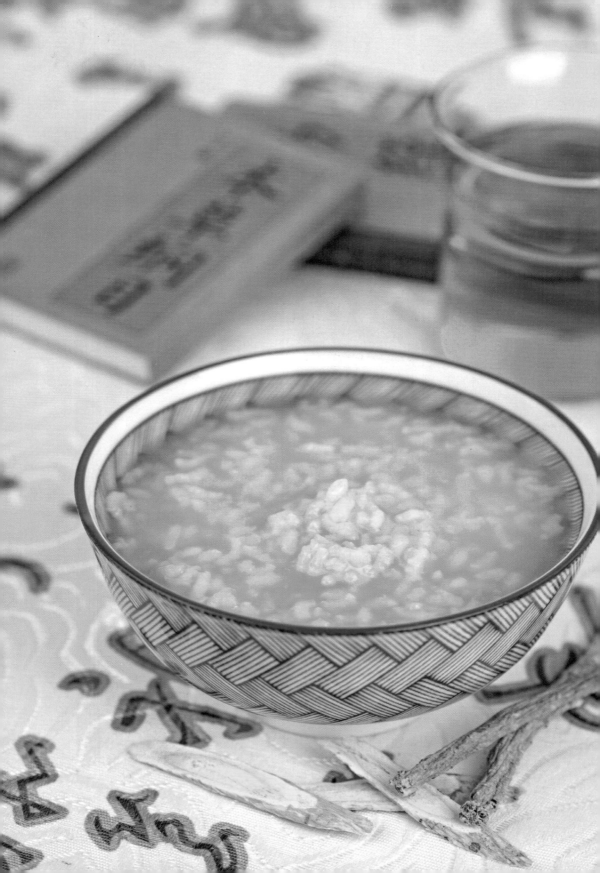

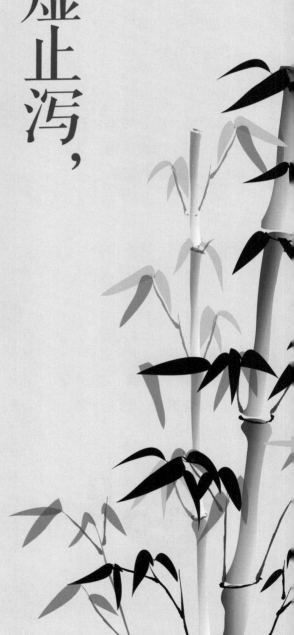

伍

补虚止泻，固气涩肠补脾肾

用于脾虚久泻、老人五更泄泻、慢性腹泻等虚弱型腹泻。

莲子粥

[出处]

《饮膳正要》。

[功效]

补脾涩肠，养心益肾，补虚止泻，用于脾虚久泻、久痢噤口、老人慢性腹泻。

[材料]

莲子肉50克，糯米100克。

[调料]

冰糖适量。

[做法]

莲子与糯米入锅，加适量水，煮至粥稠，加入冰糖，再略煮即成。

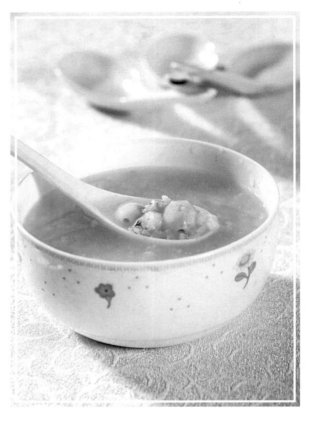

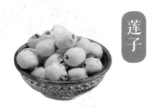
莲子

专家箴言

莲子有收涩的特性，可补脾固气，涩肠止泻，常用于脾虚久泻。《日用本草》说它"止烦渴，治泻痢，止白浊"。《本草纲目》说它"厚肠胃，固精气，强筋骨，补虚损……止脾泄久痢"。《本草备要》说它"专治噤口痢、淋浊诸证"。《随息居饮食谱》说它"固下焦，愈二便不禁"。

中满痞胀、大便干燥、便秘或湿热壅结所致泄泻者不宜食用。

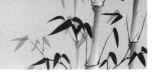

芡实粥

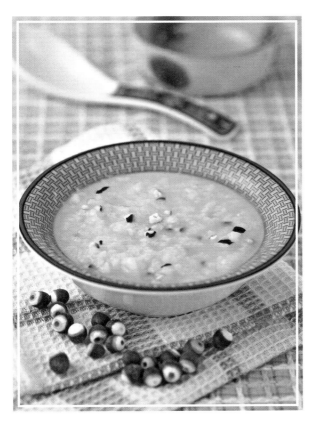

〔出处〕

《饮膳正要》《本草纲目》。

〔功效〕

涩精固肠，用于脾肾不足所致久泻、久痢。

〔材料〕

芡实30克，粳米100克。

〔做法〕

芡实捣碎，和粳米一起放入锅中，加适量水，煮至粥稠即成。

专家箴言

　　芡实也叫鸡头米，有收涩之性，可益肾固精，补脾止泻，祛湿止带。常用于脾虚久泻、遗精、尿频、带下。《神农本草经》说它"补中，益精气，强志，令耳目聪明，久服轻身不饥，耐老"。《本草求真》中说"芡实之涩，更有甚于山药"。《药性解》说"老人食之延年"。由此可见，常食芡实有抗老衰的效果。尤其是用芡实煮粥，更宜脾肾不足、长期大便泄泻、小便不禁的老人。

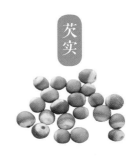

芡实

　　便秘、尿少、食滞不化者慎食芡实。

栗子
糯米粥

〔出处〕

《本草纲目》。

〔功效〕

补肾益气，厚肠止泻，用于老人肾虚内寒所致腹泻、便溏、便血、食少、腰腿乏力。

〔材料〕

栗子肉 10 个，糯米 60 克。

〔做法〕

栗子肉和糯米一起放入锅中，加适量水，煮至粥成。

栗子

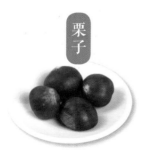

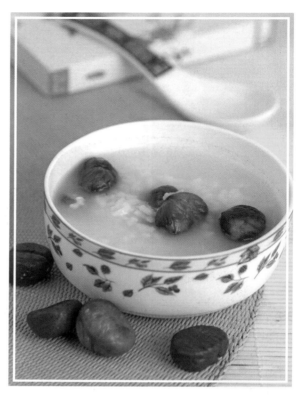

专家箴言

栗子可益气固肠，健脾止泻，强筋壮骨。《名医别录》说它"主益气，厚肠胃，补肾气，令人忍饥"。《本草纲目》中说："有人内寒，暴泄如注，令食煨栗二三十枚，顿愈。肾主大便，栗能通肾，于此可验。"《本草求真》说它"入肾补气，凡人肾气亏损，而见腰脚软弱，并胃气不足，而见肠鸣泄泻，服此无不效"。

表邪未解、发热、大便秘结者不宜多吃。

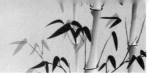

薯蓣 鸡子黄粥

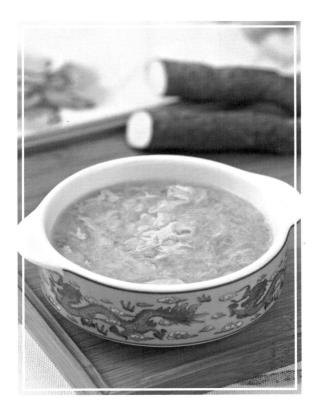

专家箴言

薯蓣即为山药，可补脾养胃，补肾涩精，常用于脾虚食少、久泻不止、尿频、遗精、带下等。《本草纲目》说它"益肾气，健脾胃，止泄痢，化痰涎，润皮毛"。鸡蛋可滋阴润燥，治泄痢，止水泻，与山药合用，能增强补益和止泻效果。此粥尤宜年老体弱、脾肾偏虚、长期慢性泄泻而无食滞内停者。

有实邪及饮食积滞、大便秘结、急性细菌性痢疾者不宜多吃。

[出处]

《医学衷中参西录》。

[功效]

健脾和中，固肠止泻。治脾气虚弱所致久泻不止、日渐虚瘦、乏力少气。

[材料]

鲜山药100克，鸡蛋黄3个。

[调料]

盐适量。

[做法]

1 将山药去皮，蒸熟，捣成山药泥；鸡蛋黄打散。

2 锅中倒入水烧开，先放入山药泥搅匀，再倒入鸡蛋黄滑散，煮沸后加盐调味即成。

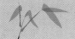

人参粥

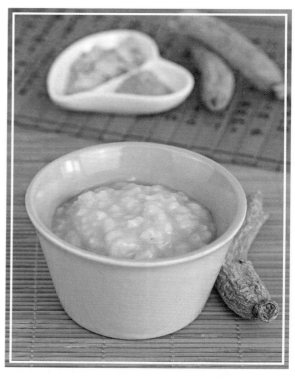

〔出处〕

《食医心鉴》。

〔功效〕

补中益气，健脾止泻，用于老年脾胃虚冷所致的腹胀食少、便溏、腹泻。

〔材料〕

粳米100克，人参粉10克。

〔做法〕

将粳米放入沙锅中，加适量水，小火煮至粥稠时，放入人参粉，再略煮即成。

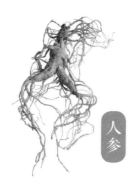

人参

专家箴言

人参可大补元气，复脉固脱，补脾益肺，生津，安神，常用于体虚欲脱、久病虚羸、肢冷倦怠、脾虚食少、大便溏泄等一切气血津液不足之证。《本草纲目》说它"治男妇一切虚证……滑泻久痢"。此粥适合脾胃虚寒所致食少便溏、滑泻不止、稍食寒凉则脘腹不适或腹泻者常食，尤宜气血不足、阳气不振的虚弱老人。

有实证、热证、便秘及身体强壮无虚者忌服。服粥期间忌食萝卜和茶。

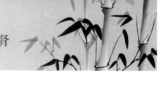

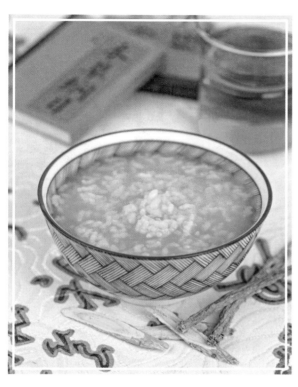

补虚
正气粥

［出处］

《圣济总录》。

［功效］

补正气，疗虚损，抗衰老，
用于老年脾虚久泄、脱肛。

［材料］

黄芪20克，党参10克，粳米
100克。

［做法］

1 将黄芪、党参放入锅中，
　加适量水，煎煮30分钟，
　滤渣留汤。

2 汤中倒入淘洗好的粳米，
　补足水，煮至粥成。

专家箴言

　　黄芪为常用补气药，可补气固表，托毒
排脓，敛疮生肌。常用于气虚乏力、食少便
溏、内脏下垂、久泻脱肛、体虚易汗、便血
等，对气虚便秘也有效。

　　党参为上党人参，可补中益气，健脾
益肺。用于脾肺虚弱、食少便溏、久泻脱肛
等。党参功效较人参温和，食疗中更为常
用。党参与黄芪合用，补气止泻效果更佳。

　　此粥适合老年体衰兼有脾虚久泻、脱
肛、食欲不振者。有实邪、气滞者忌服。

荔枝干粥

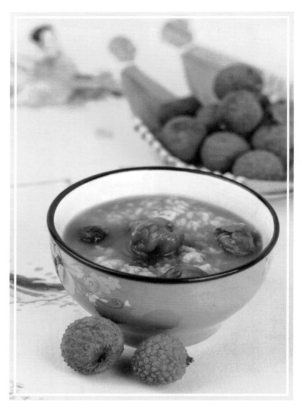

〔出处〕

《泉州本草》。

〔功效〕

益气温阳，补脾止泻，用于脾胃虚寒泄泻、便溏、老人五更泻。

〔材料〕

荔枝干6粒，粳米100克。

〔做法〕

荔枝干去外壳，与粳米一起放入锅中，加适量水，煮至粥熟食用。

《泉州本草》中说"治老人五更泻，粪便溏软，荔枝干，每次五粒，舂米一把，合煮粥食，连服三次。酌加山药或莲子同煮更佳"。

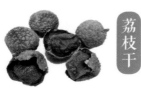

荔枝干

专家箴言

荔枝可益气补血，常用于病后体弱、脾虚久泻。《玉楸药解》中说："荔枝，甘温滋润，最益脾肝精血。阳败血寒，最宜此味。功与龙眼相同，但血热宜龙眼，血寒宜荔枝。干者味减，不如鲜者，而气和平，补益无损，不致助火生热，则大胜鲜者。"

此粥可用于脾虚食少、消化不良、腹中寒冷、慢性腹泻，尤宜老人五更泄泻者。

阴虚火旺、湿热泄泻者者慎服。

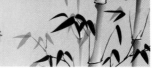

猪肚粥

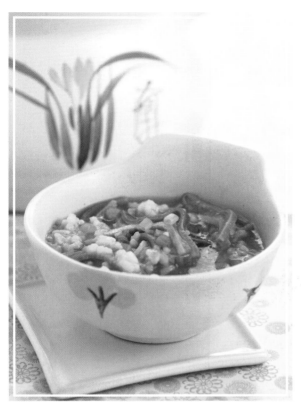

〔出处〕

《食医心鉴》。

〔功效〕

健脾胃，补虚损，治虚劳羸瘦、泄泻、下痢、食少倦怠、小儿疳积、胃及十二指肠溃疡等。

〔材料〕

猪肚、粳米各100克。

〔调料〕

盐、胡椒粉、香葱末各适量。

〔做法〕

1 猪肚洗净，切丝，焯水后放入锅中，加适量水，煮20分钟。

2 倒入淘洗好的粳米，煮至粥稠时，加盐、胡椒粉调味，撒上香葱末即成。

专家箴言

　　猪肚是猪的胃，可补虚损，健脾胃，止泄泻，常用于虚劳羸瘦、脾虚食少、便溏泄泻、小儿疳积等。尤宜脾胃虚弱、消瘦乏力、食少倦怠的泄泻、下痢者，慢性胃炎、胃溃疡及十二指肠溃疡者也宜食用。《备急千金要方·食治方》说它"断暴痢虚弱"。《日华子本草》说它"补虚损，杀劳虫，止痢"。

　　外感未清、胸腹胀满者不宜多吃。

珠玉二宝粥

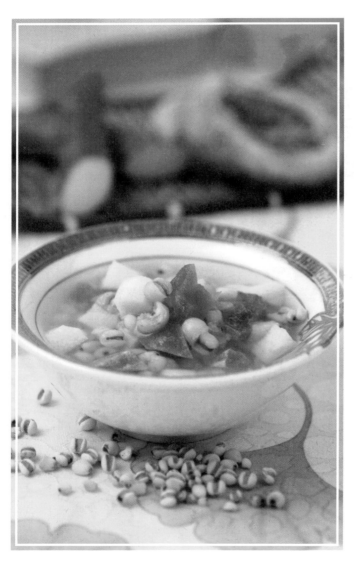

〔出处〕

《医学衷中参西录》。

〔功效〕

健脾除湿，涩肠止血，用于脾肺虚弱所致久泻不止、大便下血、痔疮出血、饮食不下。

〔材料〕

鲜山药100克，薏苡仁、柿饼各50克。

〔做法〕

1 将山药去皮，切块；柿饼切丁；薏苡仁洗净。

2 锅中放入薏苡仁和水，煮30分钟，放入山药和柿饼，继续煮15 分即可。

专家箴言

　　此粥是一道传统药膳，不但疗病，还可充饥，甘甜可口，老少皆宜，久服无弊。对老人、儿童常见的脾虚腹泻、秋季腹泻、饮食不下等均有防治效果。老年人常食还可防治大肠癌、痔疮出血、慢性肠炎、肠胃溃疡等肠道疾病以及肺癌、咳喘等肺病。

　　大便燥结、津液不足者及孕妇不宜食用。

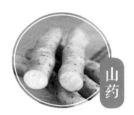
山药

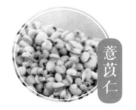
薏苡仁

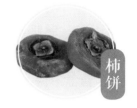
柿饼

　　山药补益脾肾，益气固肠，常用于脾肾虚弱所致的脾虚食少、便溏、久泻不止、瘦弱无力及肺虚咳喘、尿频、遗精、带下等虚弱证。《神农本草经》说它"主伤中，补虚，除寒热邪气，补中益气力，长肌肉，久服耳目聪明"。《百一选方》中说"治噤口痢，干山药一半炒黄色，半生用，研为细末，米饮调下。"

　　薏苡仁可健脾渗湿，除痹止泻，用于脾虚泄泻、肠痈、水肿湿痹、小便不利。《药品化义》说它"能健脾阴，大益肠胃。主治脾虚泄泻……肺痈肠痈……肠红崩漏"。薏苡仁作用缓和，微寒而不伤胃，益脾而不滋腻，常用于久病体虚者，对老人、儿童尤宜。用于治腹泻时以炒薏苡仁为佳。

　　柿饼可润肺，涩肠，止血，用于痢疾、便血、痔血、尿血、咳血等。《嘉佑本草》说它"厚肠胃，涩中，健脾胃气，消宿血"。《日用本草》说它"涩肠止泻，杀小虫，治小儿秋深下痢"。《本草纲目》说它"有健脾涩肠、治嗽止血之功……治反胃，咯血，血淋，肠澼，痔漏下血"。《本草通玄》说它"治血淋，便血"。

豆蔻粥

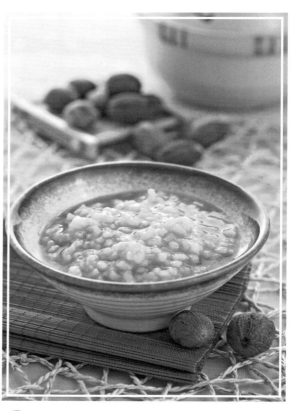

[出处]

《圣济总录》。

[功效]

涩肠止泻，温脾开胃，行气宽中，用于虚寒久泻不止、脱肛、食欲不振、呕吐。

[材料]

肉豆蔻粉、姜粉各5克，粳米100克。

[调料]

盐适量。

[做法]

将粳米倒入锅中，加适量水煮至粥稠，放入肉豆蔻粉、姜粉和盐，略煮即成。

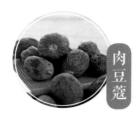

肉豆蔻

专家箴言

　　肉豆蔻可温中行气，涩肠止泻，常用于脾胃虚寒、久泻久痢、便溏、肠鸣、水泻、脘腹胀痛、食少呕吐等。《本草纲目》说它"暖脾胃，固大肠"。《神农本草经疏》说它"为理脾开胃、消宿食、止泄泻之要药"。《海药本草》说它"主心腹虫痛，脾胃虚冷气并，冷热虚泄，赤白痢等。凡痢以白粥饮服佳"。

　　此粥较辛温，适用于虚寒泄泻，而大肠湿热火盛所致泄泻、肠风下血者不宜多吃。

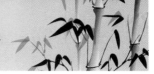

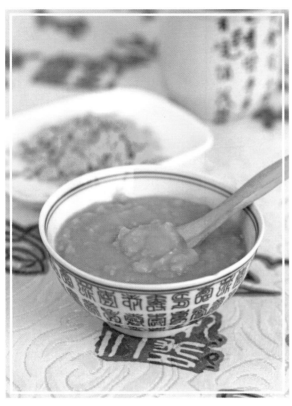

炒面

［出处］

《饮膳正要》。

［功效］

补脾健胃，止泻固肠，用于脾虚肠胃不固、慢性泄泻。

［材料］

面粉500克。

［调料］

白糖适量。

［做法］

1 将面粉炒至焦黄，与白糖拌匀。

2 分5~6次，用沸水冲成面糊，空腹食之。

专家箴言

　　小麦可养心益肾，除热止渴，通淋止泻。常用于泄痢、长期慢性腹泻、体虚乏力、面黄肌瘦等。《本草拾遗》中说："小麦面，补虚，实人肤体，厚肠胃，强气力。"脾胃虚弱者常吃由面粉制作的面食，有补虚益气、止泻强体的作用，如面条、面饼等。《证类本草》中说"和面作饼，止泄利，调中，去热，健人"。也可将小麦粉炒黄，与糯米、大枣等一起煮粥食用，用于治腹泻。面粉炒制后补虚止泻的效果更佳。

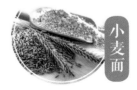

小麦面

白面由小麦粉制成。

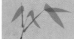
薤白饼

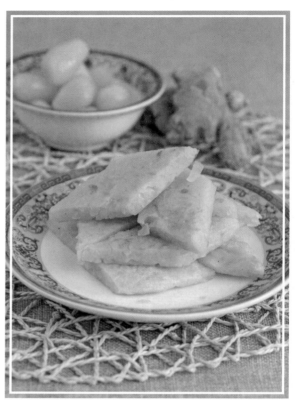

〔出处〕

《圣济总录》。

〔功效〕

温肠止泻，祛邪止痢，用于水痢、赤白痢、老人肠胃虚冷、泄痢水谷不止。

〔材料〕

薤白 50 克，姜粉 10 克，面粉 250 克。

〔调料〕

盐适量。

〔做法〕

1 将薤白切末，与姜粉、面粉、盐一起加水和成面团，再制成面饼生坯。

2 平锅上火烧热，刷少许油，放入面饼生坯，小火烙至一面金黄，翻面再烙另一面至金黄即成。

专家箴言

薤白又叫野蒜，味辛性温，可通阳散结，行气导滞，常用于脘痞不舒、干呕、泄痢后重。《本草拾遗》说它"调中，主久利不瘥，大腹内常恶者，但多煮食之"。《用药心法》说它"治泄痢下重，下焦气滞"。《食医心镜》中说"治赤白痢下：薤白一握。切，煮作粥食之。"《圣济总录》中用薤白与健脾止泻的白面制成饼，疗效亦佳。此饼还可用于老年人慢性肠炎、细菌性痢疾等。

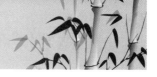

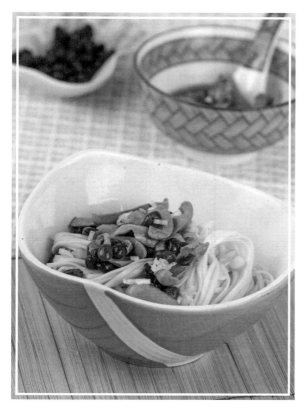

羊肾方

〔出处〕

《普济方》。

〔功效〕

温肾补虚，用于肾虚所致久泻不止、赤白下痢。

〔材料〕

羊肾、切面各100克，葱花少许。

〔调料〕

豆豉30克，盐、醋各适量。

〔做法〕

1 将羊肾切片，焯水备用。

2 将切面煮熟，放入碗中。

3 锅中倒入油烧热，下豆豉炒香，加适量水煮沸，放入羊肾片略煮，加盐、醋调味，制成面卤。

4 面卤浇在煮熟的面条上，撒上葱花即成。

专家箴言

　　羊肾也叫羊腰子，可补肾气，益精髓，常用于肾虚劳损、下焦虚冷、腰痛腿软、阳痿、尿频等肾虚证，对老人肾虚冷所致泄泻不止、赤白下痢均有一定的缓解作用。《名医别录》说它"补肾气，益精髓"。《唐本草》中说"羊肾合脂为羹，疗劳痢"。羊肾与健脾胃、止泄泻的白面合用，可加强补虚止泻、强身健体的效果。

　　血脂偏高者勿多食羊肾。

八珍糕

［功效］

健脾养胃，益气止泻，用于虚劳体弱、食少、久泻。

［出处］

《食宪鸿秘》。

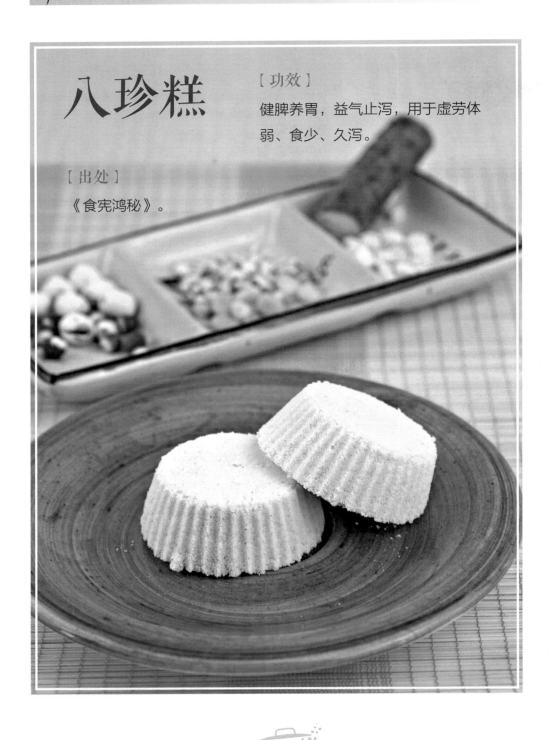

〔材料〕

糯米粉500克，山药、炒白扁豆各50克，薏苡仁、莲子、芡实、茯苓各30克。

〔调料〕

白糖100克。

〔做法〕

1 将山药、白扁豆、薏苡仁、莲子、芡实、茯苓研末，与糯米和白糖混合，加适量水拌匀，至用手攥成块、松手能散的程度。

2 把拌匀的粉装入模具中，压实，放入蒸锅，大火蒸40分钟即可。

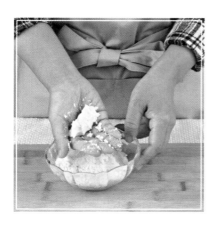

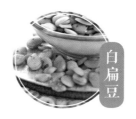

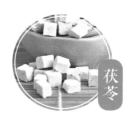

白扁豆可健脾化湿，和中消暑。用于脾胃虚弱、食欲不振、大便溏泄、暑湿吐泻、胸闷腹胀等。用于脾虚泄泻时多用炒白扁豆。

茯苓可利水渗湿，健脾宁心，常用于脾虚食少、便溏泄泻。对于脾虚运化失常所致泄泻者，茯苓有标本兼治之效，常与党参、白术、山药等配伍。

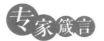

专家箴言

此方是传统食疗方。糯米、山药、白扁豆、莲子、芡实、薏苡仁、茯苓、白糖，这8种食材均是健脾养胃、益气补虚、治疗脾虚泄泻的良药，合用有"八珍"之称。

久服此糕可强身补虚，对脾胃虚弱、食少倦怠、消化不良、便溏腹泻者尤为有益，久泻食少的老年人可将此作为日常主食或餐间点心食用。

此糕偏于补益，如积滞较重、大便燥结者不宜多吃。

益脾饼

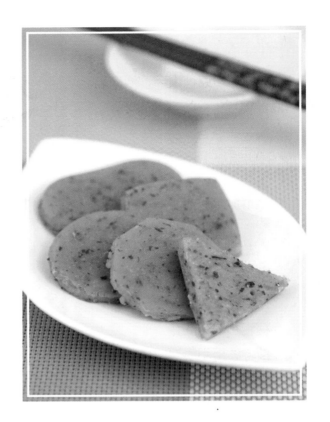

[出处]

《医学衷中参西录》。

[功效]

健脾止泻，温中健胃，用于脾胃虚寒所致食少久泻、完谷不化。

[材料]

白术 20 克，干姜 6 克，鸡内金 10 克，大枣 50 克，面粉150 克。

[做法]

1 将大枣蒸熟后捣烂成泥；白术、鸡内金、干姜研粉。

2 将所有材料放入大碗中，加水搅拌成面糊。

3 平锅上火烧热，放上模具，浇入面糊，待面糊定形后去掉模具，取面饼两面烙熟即可。

专家箴言

白术是补气药，可健脾益气，燥湿利水，用于脾虚食少、腹胀泄泻。干姜温中散寒，回阳通脉，用于脘腹冷痛、呕吐泄泻。鸡内金健胃消食，用于食积不消、呕吐泄痢、小儿疳积。大枣补中益气，健脾养血，用于脾虚食少、乏力便溏。以上食材与面粉合用，可补脾胃不足，化积滞，止泄泻，增食欲，尤宜老幼脾胃虚弱者日常调养。

阴虚阳亢、内热烦渴者不宜多吃。

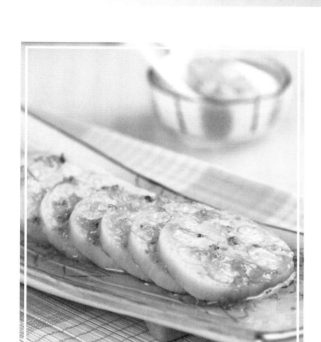

桂花糯米藕

〔出处〕

《士材三书》。

〔功效〕

止泻固精，益血生肌，用于脾虚泄泻、肠风血痢。

〔材料〕

莲藕1节，糯米100克，糖桂花适量。

〔做法〕

1 糯米洗净，用水浸泡一夜。

2 莲藕去皮，距一头2厘米处切开，藕节作盖子，将糯米灌满藕孔，盖上盖子，用牙签扎牢。

3 莲藕放入蒸锅，蒸1小时。

4 晾凉后切片，码盘，浇上糖桂花即成。

专家箴言

　　熟藕性温，可健脾开胃，益血生肌，止泻。《神农本草经疏》说它"熟者甘温，能健脾开胃，益血补心，故主补五脏，实下焦，消食，止泄，生肌，及久服令人心欢止怒也"。《岭南采药录》说它"治红白痢"。桂花可散寒破结，化痰散瘀，《本草汇言》说它"散冷气，消瘀血，止肠风血痢"。藕、桂花与健脾益气的糯米合用，既可止泻，又能止血，尤宜脾虚泄泻、便血者。

补骨脂烤猪肾

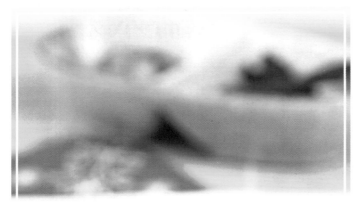

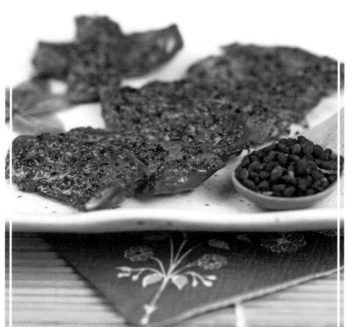

［出处］

《濒湖集简方》。

［功效］

温补肾阳，止遗泄，强腰膝，用于肾阳虚所致冷泻、老人五更泄泻。

［材料］

猪腰150克，补骨脂5克。

［调料］

八角粉3克，盐2克。

《濒湖集简方》中说"治久泄不止：猪肾一个，批开，掺骨碎补末，煨熟食之"。本书改为以火烤制，使温热助阳止泻的效果更强。

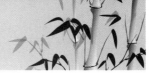

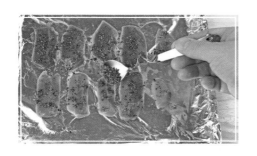

[做法]

1 将补骨脂研为粉末，和八角粉、盐一起混合均匀，作调味粉。

2 将猪腰切去臊腺，洗净，切片后码放在烤盘上，均匀地撒上调味粉，淋上少许油。

3 把烤盘放入预热的烤箱中，烤箱设置成上下火，180℃，烤制15分钟即成。

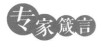

猪肾、补骨脂均是补肾良药，此方能补肾助阳，特别适合老年肾阳虚所致泄泻者，对兼有肾虚腰痛、腿脚无力、骨质疏松、阳痿、遗精、遗尿者也十分有益。

暑热天、阴虚火旺、发热病人及患热性病症者均不宜多吃。阳亢、阳强不倒者慎用。

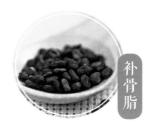

补骨脂

补骨脂也叫破故纸，可补肾壮阳、纳气、止泻，常用于五更泄泻、阳痿、遗精、遗尿等脾肾阳虚证。《本草纲目》说它"治肾泄，通命门，暖丹田，敛精神"。此药较温燥，伤阴动火，凡阴虚火旺、小便短赤、大便燥结、内热烦渴者皆不宜。

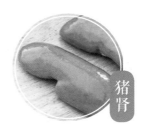

猪肾

猪肾也叫猪腰子，可补肾益阳、益精强腰，用于肾虚腰痛、遗精、盗汗、耳聋等。《濒湖集简方》《本草易读》等书中均有猪肾与补骨脂合用治疗肾虚冷泻的记载。《饮膳正要》中说"猪肾粥，治肾虚劳损，腰膝疼痛无力"。猪腰胆固醇含量较高，高血脂者不宜多吃。

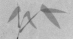
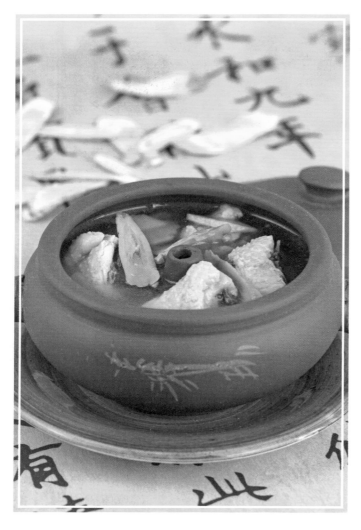

黄芪
汽锅鸡

〔出处〕

《随园食单》。

〔功效〕

益气升阳，养血补虚，用于气虚体寒、食少久泻、脱肛。

〔材料〕

母鸡250克，黄芪30克。

〔调料〕

料酒15克，葱段、姜片各10克，盐、胡椒粉各适量。

〔做法〕

1 将母鸡剁成块，焯水，洗净。

2 汽锅内放入葱段、姜片、黄芪铺底，码入鸡块，注入适量清水，加料酒、盐、胡椒粉，盖好盖子，用棉纸封口。

3 高压锅加足水，盖好盖，上火，烧至出汽，把汽锅坐于出汽口上，蒸约2小时即成。

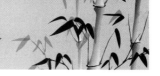

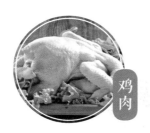
鸡肉

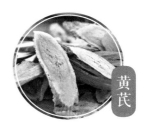
黄芪

鸡肉可温中益气，补精添髓，养血生肌，常用于虚劳羸瘦、食少纳呆、泄泻、下痢、水肿、崩漏等虚弱证。补虚止泻又以黄母鸡为佳。《名医别录》中说"黄雌鸡，主伤中，消渴，小便数不禁，肠澼泄利，补益五脏，续绝伤，疗劳，益气力"。《日华子本草》中说"黄雌鸡，止劳劣，添髓补精，助阳气，暖小肠，止泄精，补水气"。《饮膳正要》中说："黄母鸡炙焦黄至熟。治脾虚泄泻，久痢。"《食医心镜》说"野鸡馄饨，温中补虚。治脾胃气虚下痢，日夜不止，肠滑不下食"。

鸡肉多食生热动风，实证、邪毒未清者不宜多吃。

黄芪为补药之长，可补气固表，托毒排脓，敛疮生肌。用于气虚乏力、食少便溏、中气下陷、久泻脱肛、便血崩漏、慢性肾炎、体虚浮肿、表虚自汗、慢性溃疡、疮口久不愈合、血虚痿黄等。老人气虚便秘可用之，脾虚泄泻、脱肛、便血也适用。

虚寒者宜鸡，内热者宜鸭

有畏寒虚弱、腹泻下痢、食少羸瘦等阳虚症状者适宜吃鸡肉，而不宜吃鸭肉。《日用本草》说鸭肉"肠风下血人不可食"。《随息居饮食谱》说它"多食滞气，滑肠，凡为阳虚脾弱，外感未清，痞胀脚气，便泻，肠风皆忌之"。鸭肉适合体内燥热火旺者食用，尤其是阴虚内热、烦渴咽干、便秘、糖尿病患者更宜吃鸭肉。

专家箴言

黄芪有益气止泻的作用，搭配温补虚损、健脾止泻的鸡肉，可作为老年体虚、营养不良、脾虚久泻、脱肛、贫血者的食疗营养品。

此方适合气血不足、体质虚寒泄泻者调补，内热火盛、热毒血痢、急性肠胃炎者不宜多吃。

豆蔻草果炖乌鸡

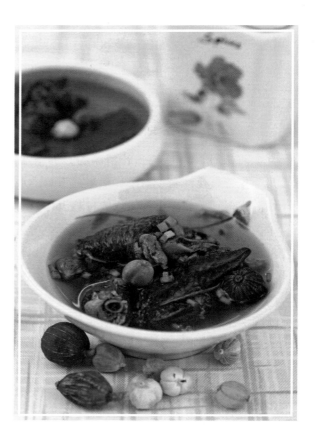

〔出处〕

《本草纲目》。

〔功效〕

补脾止泻，用于脾虚久泻。

〔材料〕

乌骨鸡250克，草豆蔻15克，草果10克。

〔调料〕

料酒、盐各适量，香葱末少许。

〔做法〕

1 乌骨鸡洗净，剁成块，焯水后放入砂锅，加入豆蔻、草果，倒入清水、料酒，旺火烧沸，撇去污沫。

2 改小火炖至熟烂，再加盐略炖，盛入碗中，撒上香葱末即可。

专家箴言

乌骨鸡的皮、肉、骨均为黑色，可补肝肾，益气血，退虚热，常用于脾虚滑泄、久痢、下痢口噤、虚劳羸瘦等虚损症。

此方为治疗脾虚久泻的传统食疗方。方中以乌骨鸡为主料，其补脾胃，止泄泻，而无鸡肉之腻；以豆蔻、草果为辅料，温燥以止泻，兼以增香调味。几种食材合用，尤宜脾胃虚寒及寒湿泄泻、久痢者。

此方偏温燥，湿热泄泻者不宜食用。

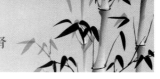

人参
莲肉汤

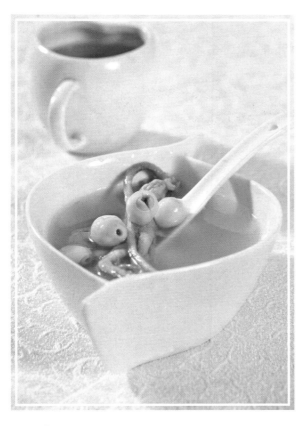

[出处]

《经验良方》。

[功效]

补气益脾，固肠止泻，用于食少倦怠、脾虚泄泻、气虚自汗、体弱乏力。

[材料]

人参10克，去心莲子20克。

[调料]

冰糖适量。

[做法]

1 将人参、莲子放入碗中，加适量水泡发，再加入冰糖拌匀。

2 把盛碗置于蒸锅内，隔水蒸炖1小时即可。

专家箴言

人参可益气生津，补虚固脱，用于久病虚羸、脾虚食少、大便溏泄、久痢脱肛。莲子可补脾止泻，用于脾虚久泻、下痢噤口。此方尤宜气虚泄泻、不思饮食者。

此方在制作中，人参可反复使用3天，次日再加莲子、冰糖和水，如前法蒸炖。每日早晚各食一次，吃莲肉，喝汤。第3天时，同人参一起吃下。

实证、热证、便秘及湿热泄泻者不宜多吃。

姜茶饮

〔出处〕

《圣济总录》。

〔功效〕

调和脾胃，止吐泻，用于慢性肠胃炎及溃疡病。

〔材料〕

绿茶10克，干姜3克。

〔做法〕

绿茶、干姜放入茶壶中，以沸水冲泡，闷泡10分钟后即可饮用。

干姜味辛、性热，可温中散寒，回阳通脉，用于脘腹冷痛、呕吐泄泻等。《医学入门》说它"温脾胃，治里寒水泄，下痢肠澼，久疟，霍乱，心腹冷痛胀满，止血痢，崩漏。"

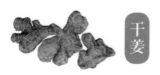

干姜

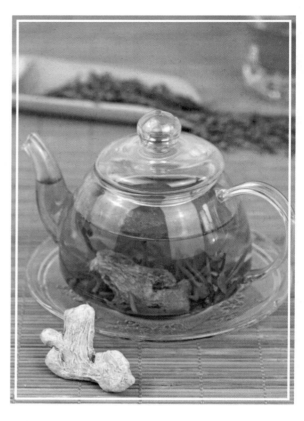

专家箴言

本饮原名为姜茶散，是调和脾胃的常用方，用于脾胃失和、肠胃功能紊乱引起的吐泻之症。绿茶苦凉，干姜辛温，辛开苦降，凉温并调。此方常用于胃、十二指肠溃疡，慢性肠胃炎以及胃肠神经官能症（肠易激综合征）等，各类人群皆宜。

《济世经验良方》记载："腹泻初起神效方，细茶，生姜，红糖，炙核桃肉，共水煎。治腹泻初起。"

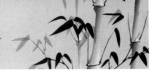

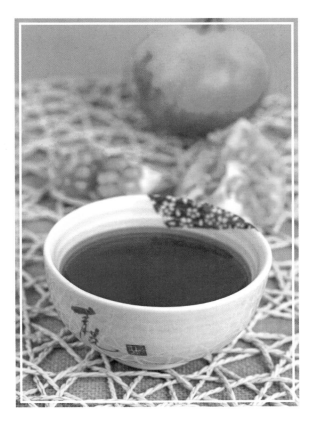

酸石榴汁

〔出处〕

《普济方》。

〔功效〕

解毒，涩肠，止血，用于肠滑泄泻、久痢、大便下血。

〔材料〕

酸石榴半个。

〔做法〕

酸石榴带皮切块，放入锅中，加适量水，煎煮 20 分钟，去渣取汤汁饮用。

专家箴言

此方在《普济方》中原为"黑神散"，称其"治肠滑久痢，久泻亦治"。酸石榴味酸，性温，有收涩之性。《本草纲目》说它"止泻痢，崩中，带下"。《本经逢原》说它"其皮涩温，能治下痢滑脱。一种小者曰酸石榴，治痢尤捷。《千金》治痢方皆用之酸兼收敛，故能止下痢、漏精、崩中下血。《丹方》以酸石榴连皮子捣汁入姜茶煎，治寒热利。又久痢用榴皮烧灰，人参汤下，一钱屡验。"

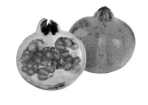

酸石榴

酸石榴皮和籽的止泻作用较强，故煎汁时切勿去除。此方适用于久泻及慢性痢疾者，急性菌痢者不宜多饮。

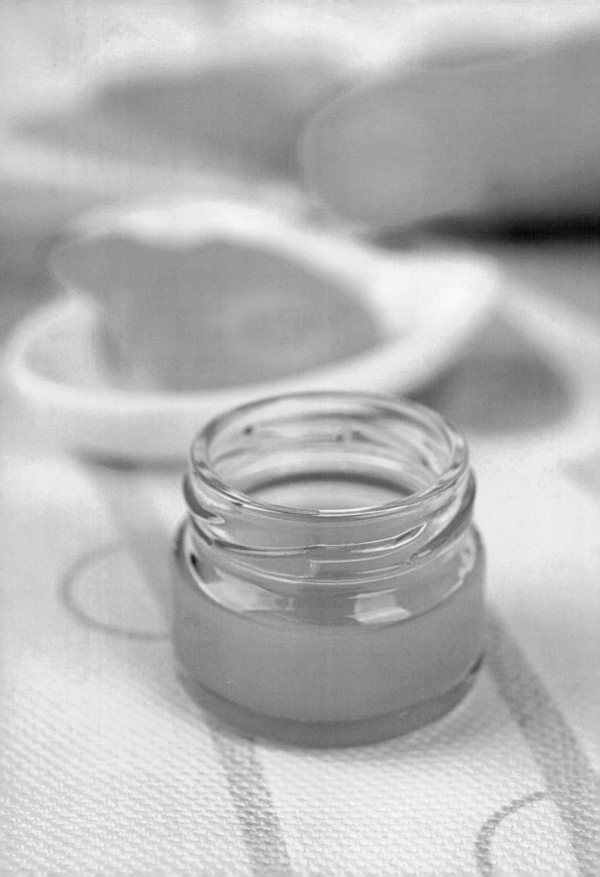

陆

小儿清肠，
消积化滞胃口好

用于小儿积滞便秘、腹泻、热痢、肠道寄生虫等。

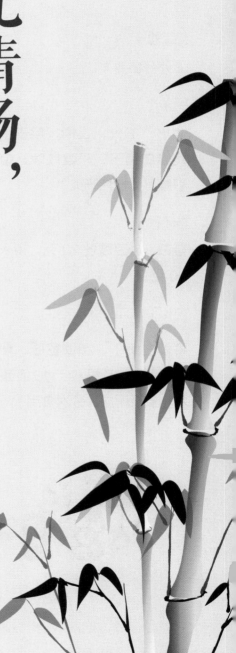

薤豉粥

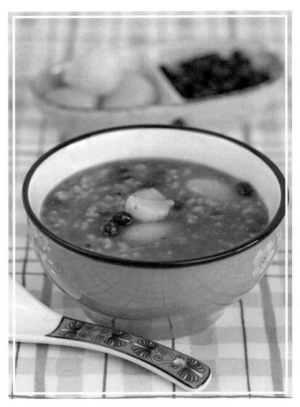

〔出处〕

《外台秘要》。

〔功效〕

清热，下气，止痢，用于小儿赤白痢下、干呕吐哕、疳积腹泻（慢性肠炎）。

〔材料〕

薤白、淡豆豉各 20 克，粳米 30 克。

〔做法〕

将薤白切丁，和淡豆豉、粳米一起放入锅中，加适量水，煮至粥成。分次食用。

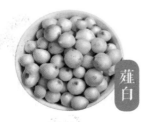

薤白

专家箴言

　　薤白可通阳散结，行气导滞，常用于脘痞不舒、干呕、泄痢后重。煮粥食用可治赤白痢下、慢性肠炎、菌痢。将薤白捣烂，与蜜糖、米粉制饼，烤熟食用，可治小儿疳积腹泻、慢性肠炎。

　　淡豆豉也叫香豉，有解表、除烦、宣郁、解毒的功效，用于伤寒暴下及血痢腹痛。《本草纲目》说它"得薤则治痢，得蒜则止血"。故与薤白合用，治泄痢最有效。

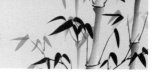

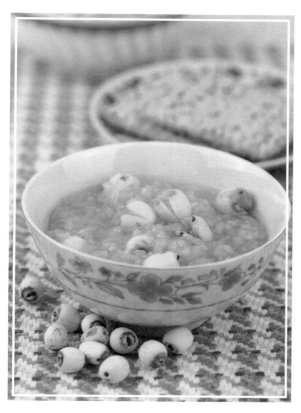

莲子锅巴粥

[出处]

《集验良方》。

[功效]

健脾，消食，止泻，用于小儿脾虚泄泻、水谷不化。

[材料]

锅巴、去心莲子肉各50克。

[调料]

白糖适量。

[做法]

去心莲子肉与捣碎的锅巴一起放入锅中，加适量水煮粥，待粥将熟时，加入白糖拌匀即可。

专家箴言

《集验良方》记载此方为"老幼脾泻久不愈神方"，可见其十分有效。原方为将所有食材研磨成粉，以水冲服。本书改良为直接煮粥食，功效也很好。

锅巴也叫锅焦、黄金粉，为烧干饭时所起的焦米，可健脾消食，常用于小儿脾虚泄泻，老人脾泻者也宜食用。《本草纲目拾遗》说它"补气，运脾，消食，止泄泻"。锅巴与健脾止泻的莲子合用，功效更显著，长期服食安全有效。

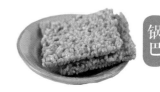

锅巴

三米粥

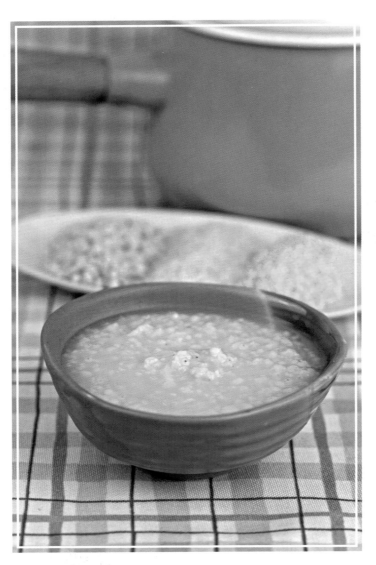

〔出处〕

《民间方》。

〔功效〕

健脾，厚肠，止泻，用于小儿脾虚气弱、消化不良、泄泻。

〔材料〕

高粱米、黄米（黍米）、粳米各30克。

〔调料〕

白糖适量。

〔做法〕

将高粱米、黄米、粳米淘洗干净后，一起放入锅中，加适量水煮粥，至粥将熟时，加白糖拌匀即可。

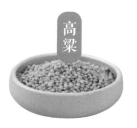

高粱

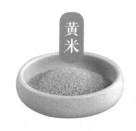

黄米

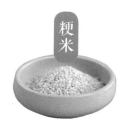

粳米

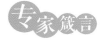

专家箴言

高粱也叫蜀黍，味甘、涩，性温，可健脾止泻，用于脾虚泄泻、消化不良等。《本草纲目》说它"温中，涩肠胃，止霍乱。粘者与黍米功同"。《四川中药志》说它"益中，利气，止泄，去客风顽痹。治霍乱，下痢及湿热小便不利"。

黄米也叫黍米、糜子米，是传统五谷之一。味甘，性微温，有益气补中、除烦止渴、解毒的功效，可用于泄痢、烦渴、吐逆、胃痛、小儿鹅口疮等。《名医别录》说它"主咳逆，霍乱，止泄，除热，止烦渴"。

粳米即为大米的一种，可补中益气，健脾和胃，除烦渴，止泄痢。《名医别录》说它"主益气，止烦，止泄"。粳米煮粥最能养胃。

此粥是小儿泄泻不止者的辅助食疗方，可治小儿脾虚气弱、消化不良引起的泄泻，或便下黏液、形瘦面黄、肚腹虚胀等。

延伸用法：高粱大枣散

〔功效〕

治小儿消化不良。

〔材料〕

高粱200克，大枣100个。

〔做法〕

1 大枣去核炒焦，高粱炒黄，共研细末，装瓶储存。

2 2岁小孩每服10克；3～5岁小孩每服15克。每日服2次。

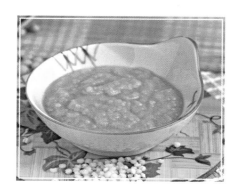

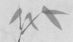

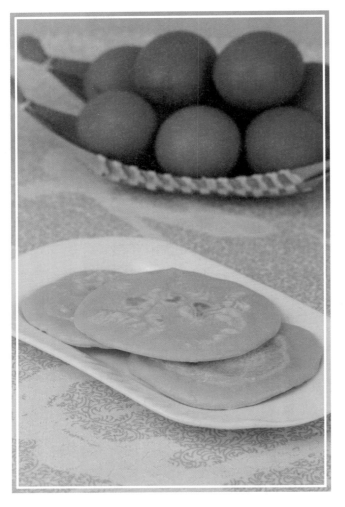

鸡子饼

〔出处〕

《圣济总录》。

〔功效〕

清热解毒，健脾止痢，用于小儿水泻、脐腹疼痛、赤白痢下日久不愈、小儿疳痢。

〔材料〕

鸡蛋3个，面粉300克。

〔调料〕

盐少许。

〔做法〕

1 将鸡蛋打散，加盐拌匀，调入面粉中，搅打成稠面糊。

2 平锅上火烧热，改小火，倒入1大勺面糊，烙至定形后翻面，待两面烙熟即可出锅，当作主食食用。

1-2岁幼儿可食用纯鸡蛋饼，软烂为宜。

2岁以上者可再添加些胡椒粉，止泻效果更好。

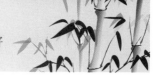

专家箴言

鸡蛋也叫鸡子，可滋阴养血，解毒止痢，常用于瘦弱乏力、热病烦闷、下痢等。《本草纲目》中说"卵黄能补血，治下痢"。《日华子本草》中说鸡蛋"和光粉炒干，止小儿疳痢"。《本草拾遗》说它"和蜡作煎饼，与小儿食之，止痢"。鸡蛋富含蛋白质、钙、铁、磷等营养素，也是儿童增强营养、强壮体魄、提高免疫力的最佳食品。

由小麦粉制成的白面也有健脾止泻的作用，与鸡蛋合用，适合各年龄人群养护脾胃，尤宜脾胃虚弱、腹泻不止的幼儿。

痰饮、积滞及宿食内停者慎用。

小儿疳痢

此病继发于疳积。症状以腹泻为主，每日数次，大便稀薄如水，或泻下脓血、黏液，或伴腹中坚满、腹痛。常兼有面色萎黄、形体消瘦、萎靡嗜睡、肌肤干燥、头发稀黄、肚大筋露、纳呆、完谷不化等症状。可见于现代医学中的溃疡性结肠炎、阿米巴痢疾等病。多由饮食不节、损伤脾胃、耗伤气血津液，或因慢性腹泻、痢疾等引起。该病起病慢，病程长，若迁延失治，可导致营养不良，影响儿童正常发育。

延伸用法：鸡子粥

〔出处〕

《医部全录》。

〔功效〕

健脾止泻，治小儿久痢、瘦弱体虚。

〔材料〕

鸡蛋1个，糯米50克。

〔调料〕

葱末、醋、盐各少许。

〔做法〕

将糯米入锅，加适量水煮至粥稠时，将鸡蛋打入粥内搅匀，再煮沸，加入各调料即可。

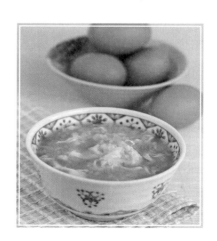

栗子糊

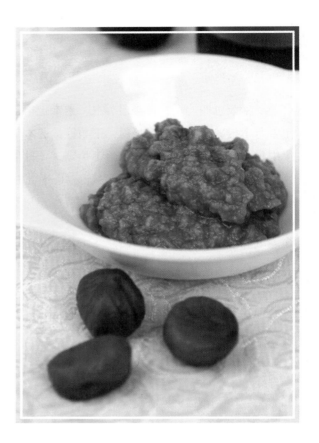

〔出处〕

民间验方。

〔功效〕

养胃健脾，补肾止泻，用于小儿脾肾气虚所致泄泻、纳差、反胃呕吐、腿软乏力。

〔材料〕

栗子10个。

〔调料〕

白糖适量。

〔做法〕

栗子煮后去皮，磨粉，入锅加少许水，煮成稠糊，调入白糖食用。

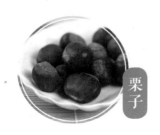

栗子

专家箴言

栗子养胃健脾，补肾强筋，益气止泻，常用于脾虚泄泻、反胃呕吐、便血、腰脚软弱等。《名医别录》说它"主益气，厚肠胃，补肾气，令人忍饥"。《滇南本草》说它"治水泻不止，或红白痢疾"。

也可直接在市场购买糖炒栗子，去皮捣烂后食用，更为方便快捷，食效亦佳。

每日吃数个即可，多吃容易滞气，凡脾虚气滞、湿热内蕴甚者不宜食用。

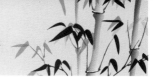

南瓜子糊

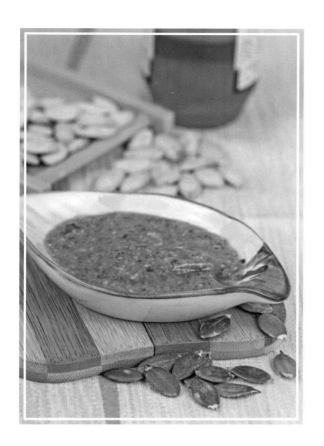

〔出处〕

《闽东本草》。

〔功效〕

强身驱虫，用于防治小儿肠道寄生虫。

〔材料〕

南瓜子50～100克。

〔调料〕

蜂蜜（或冰糖）适量。

〔做法〕

将南瓜子去壳取肉，研碎，加入开水、蜂蜜（或冰糖），调成糊状，空腹进食。

专家箴言

　　南瓜子有驱虫的功效，主要用于绦虫病、蛔虫病及血吸虫病。制糊、煎服或炒熟、煮粥食用均宜。

　　此方为小儿补益强壮、促进排虫的养生方。日常食之，既能补虚弱，又能防治绦虫、蛔虫、钩虫、蛲虫等肠道寄生虫。对成人血吸虫病、痔疮等也有一定作用。患儿每日早晨空腹服食，1～2天即可排虫。

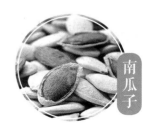

南瓜子

黄瓜蜜

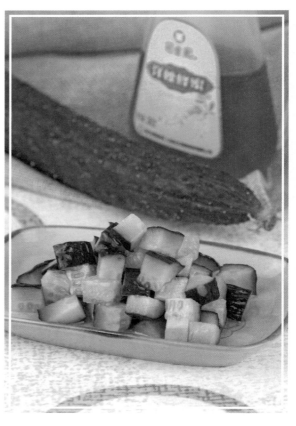

〔出处〕

《海上名方》。

〔功效〕

清热，解毒，利湿，用于小儿热痢。

〔材料〕

嫩黄瓜150克。

〔调料〕

蜂蜜50克。

〔做法〕

嫩黄瓜洗净，切丁，装盘，调入蜂蜜，拌匀即可。

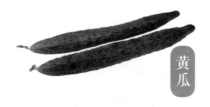

黄瓜

专家箴言

小儿热痢是由于邪热在肠，或胃气不和、乳食伤动所致，多表现为腹痛肠鸣、下痢黄赤。

黄瓜清热解毒，利尿止渴。《海上名方》中说"治小儿热痢，嫩黄瓜同蜜食十余枚"。本方黄瓜生熟均可食用，治小儿热痢十分有效。大一些的儿童可将鲜黄瓜直接洗净后生食。

胃寒腹泻、腹痛者不宜食用。

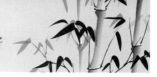

水芹饮

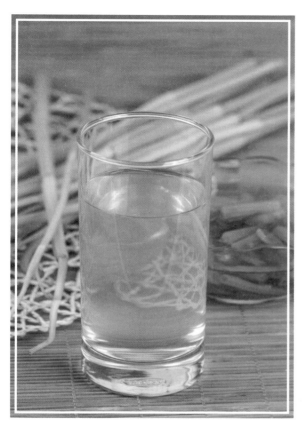

[出处]

《子母秘录》。

[功效]

清热利湿，用于湿热型小儿肠炎所致呕吐、泄痢。

[材料]

水芹100克。

[做法]

1 将水芹洗净，切段，入砂锅内，加适量水，煮20分钟，取汤汁频频饮之。

2 也可将水芹切细后，放入蔬果加工机，加水打汁，煮熟后饮用。

专家箴言

　　水芹为水生芹菜，南方多见，较旱芹（西芹）细小而香浓。其清热利湿、利尿止血的效果更佳，常用于暴热烦渴、呕吐腹泻、尿路感染、痔疮、高血压等。《本草拾遗》说它"茎叶捣绞取汁，去小儿暴热，大人酒后热毒、鼻塞、身热，利大小肠"。《子母秘录》中说"治小儿霍乱吐痢，芹叶细切，煮熟汁饮"。

　　水芹性偏寒，脾胃虚寒者慎绞汁生服。

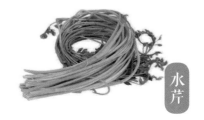

水芹

山楂止泻水

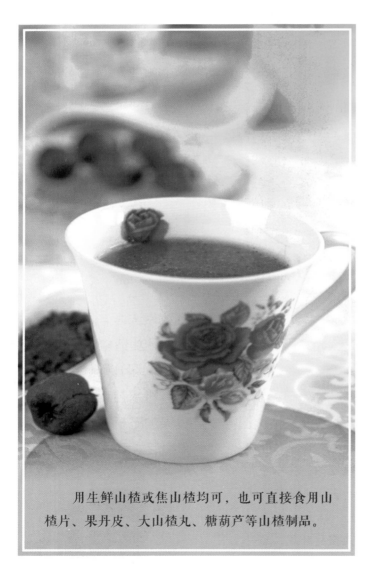

用生鲜山楂或焦山楂均可，也可直接食用山楂片、果丹皮、大山楂丸、糖葫芦等山楂制品。

[出处]

《经验简便单方》。

[功效]

消食化积，止泻，补虚，用于小儿水泻、饮食积滞、疳积腹痛、消化不良、肠炎、虫病。

[材料]

山楂肉（去核）100克。

[调料]

红糖（或白糖）50克。

[做法]

1 将山楂肉炒至焦黑，研成末，与红糖调匀后装瓶储存。

2 每次取15克，用沸水冲服。

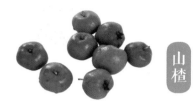

山楂

专家箴言

山楂可消食健胃，行气散瘀，常用于肉食积滞、小儿乳食停滞、胃脘胀满、泄痢腹痛、肠风、绦虫等。《滇南本草》说它"消肉积滞，下气；治吞酸，积块"。《神农本草经疏》说它"其功长于化饮食，健脾胃，行结气，消瘀血，故小儿产妇宜多食之"。《本草通玄》中说"山楂，味中和，消油垢之积，故幼科用之最宜"。因此，山楂较多用于小儿消化不良、小儿疳积及细菌性痢疾、肠炎、虫病等。

山楂能刺激胃酸分泌，促进食物消化，尤其擅长消除肉食积滞，多用于消化不良所致泄泻以及体虚兼有食滞者。现代研究还证实，山楂有很强的抑菌作用，对多种痢疾杆菌及大肠杆菌等均有抑制作用，可用于急性细菌性痢疾及绦虫病。

凡脾虚胃弱无积滞、气虚便溏者慎用山楂。生食大量山楂后，令人嘈杂易饥，故最好不要空腹食用。

延伸用法：止泻丸

〔功效〕

健脾固肠，消积止泻，治小儿脾虚久泻。

〔材料〕

鲜山楂100克，山药70克。

〔做法〕

1 鲜山楂洗净，去核，切取中段果肉。

2 将山药去皮洗净，煮熟，切细条，插入山楂心中。小儿餐后作零点食用。

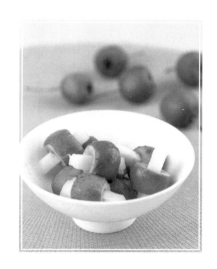

苦瓜汁

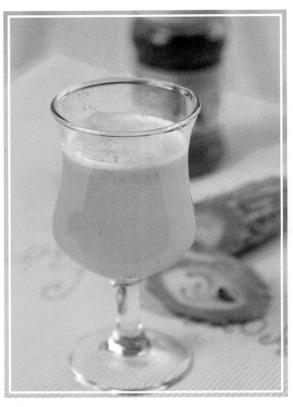

[出处]

《福建中草药》。

[功效]

清热解毒，用于小儿暑热
下痢。

[材料]

鲜苦瓜 200 克。

[调料]

蜂蜜（或白糖）适量。

[做法]

鲜苦瓜洗净，去瓤，放入打
汁机，加适量水，搅打成
汁，调入蜂蜜（或白糖），
温热后饮用。每日1~2次。

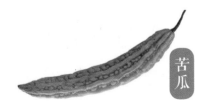
苦瓜

专家箴言

　　苦瓜也叫癞瓜，味苦，性寒，可清热解
毒，清暑除湿，常用于痢疾、肠炎、便血、
暑热烦渴、疮痈肿毒等。《滇南本草》说它
"治丹火毒气，疗恶疮结毒"。"泻六经实
火，清暑，益气，止渴"。《泉州本草》说
它"主治烦热消渴引饮，风热赤眼，中暑下
痢"。

　　此方适合因暑热所致的小儿腹泻下痢，
脾胃虚寒所致吐泻者不宜饮用。

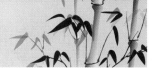
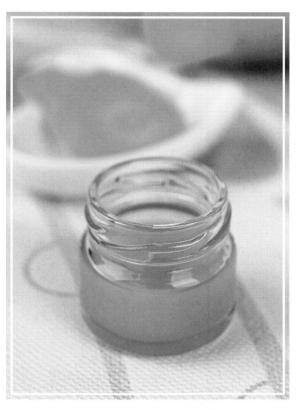

胡萝卜汁

〔出处〕

民间验方。

〔功效〕

促进食欲，解毒止泻，用于小儿消化不良、脾虚食少、腹痛腹泻。

〔材料〕

胡萝卜250克。

〔调料〕

盐少许。

〔做法〕

胡萝卜洗净，去皮，切块，放入锅中，加水和盐，煮烂后绞取汁。每日3次服完，连服2天。

专家箴言

　　胡萝卜可健脾和中，滋肝明目，清热解毒，常用于消化不良、久痢、脾虚食少、体虚乏力、脘腹痛等。《日用本草》说它"宽中下气，散胃中邪滞"。《本草纲目》说它"下气补中，利胸膈肠胃，安五脏，令人健食"。胡萝卜若与山楂、红糖合用煮汁，治小儿腹泻效果更佳，兼有健脾补虚作用。

　　胡萝卜汁是十分安全的养护脾胃方，1岁以内的婴幼儿也可放心饮用。

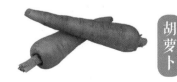

胡萝卜

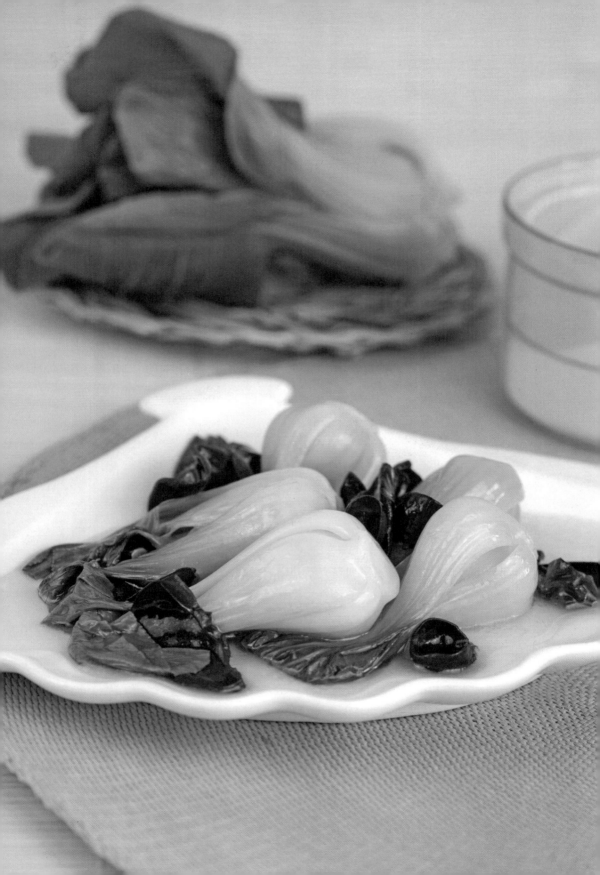

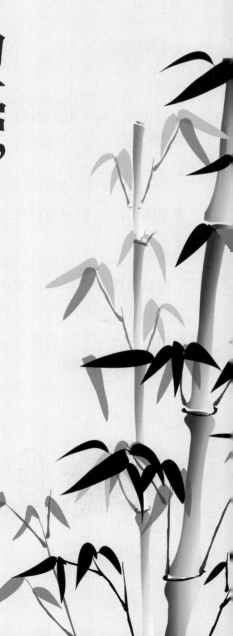

柒

防治肠癌，排除肠毒不便血

用于便血、肠风下血、结肠癌、直肠癌等。

墨旱莲粥

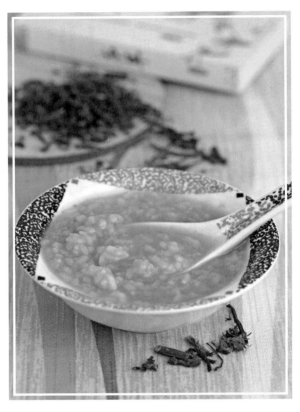

〔出处〕

《家藏经验方》。

〔功效〕

凉血止血，用于肠风脏毒、
下血不止。

〔材料〕

墨旱莲 15 克，粳米 100 克。

〔做法〕

1 将墨旱莲放入锅中，加水
   煎煮，滤渣留汤。

2 汤中放入淘洗好的粳米，
   补足水，煮至粥成。

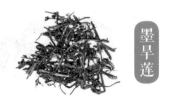

墨旱莲

专家箴言

墨旱莲可滋补肝肾，凉血止血，用于
热痢、肠风脏毒、大便下血等，并对阴虚血
热、吐血、衄血（鼻出血）、尿血、崩漏下
血、外伤出血等出血证均有一定疗效。《唐
本草》说它"主血痢"。《日华子本草》说
它"排脓，止血，通小肠"。常食此粥能改
善肠道湿热郁毒的不良状态，对防治、调理
肠道肿瘤有益。

脾肾虚寒所致泄泻者忌用。

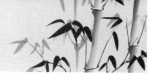

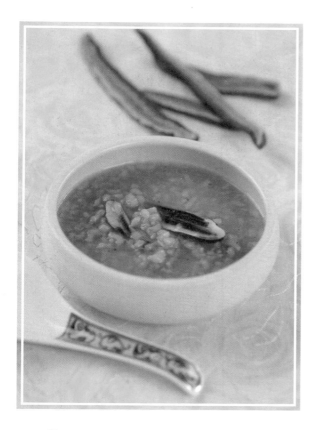

石耳粥

〔出处〕

《医林纂要》。

〔功效〕

养阴止血，解热毒，用于肠风下血、痔漏、脱肛。

〔材料〕

干灵芝20克，粳米100克。

〔做法〕

1 将干灵芝放入锅中，加水煎煮，滤渣留汤。

2 汤中放入淘洗好的粳米，补足水，煮至粥成。

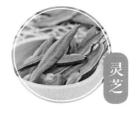

灵芝

专家箴言

灵芝也叫石耳，可补益五脏，益精固气，养心安神，抗癌防衰，为滋补强壮佳品。可用于防治肠风下血、痔漏、脱肛、肠炎、痢疾、肠癌等。《神农本草经》说它"坚筋骨，好颜色，久食轻身不老，延年"。《医林纂要》说它"治肠风痔漏，行水，解热毒"。现代研究也证实，长期食用灵芝，能提高免疫功能，强壮体质，促进造血，抗衰老，抗肿瘤。

若不煮粥，直接饮用灵芝煎汁，也是很好的抗癌保健法。

丝瓜粥

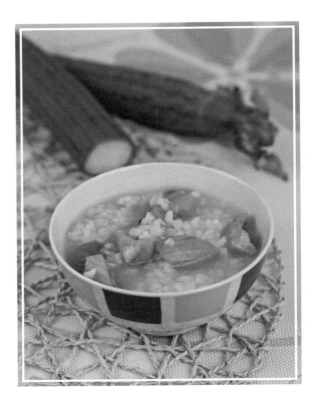

〔出处〕

《慈山参入》。

〔功效〕

清热利肠，凉血解毒，用于湿热迫血、热痢、肠风便血。

〔材料〕

丝瓜150克，粳米100克。

〔调料〕

盐适量。

〔做法〕

1 丝瓜洗净，去皮，切块。

2 锅中倒入粳米，加适量水，煮20分钟，放入丝瓜块，继续煮10分钟，加盐调味即可。

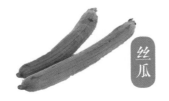

丝瓜

专家箴言

丝瓜性凉，可清热化痰，凉血解毒，常用于热病身热烦渴、肠风下血、痔疮出血、血淋、痈疽疮疡等。《本草纲目》说它"煮食除热利肠……治大小便下血，痔漏崩中，黄积，疝痛卵肿，血气作痛，痈疽疮肿，痘疹胎毒"。有大便出血、痔疮脱肛、热痢者宜多食用，对改善肠道湿热毒邪内蕴状态、防治肠癌有益。

鲜嫩丝瓜性寒滑，多食泻人，脾胃虚寒者不宜多吃。

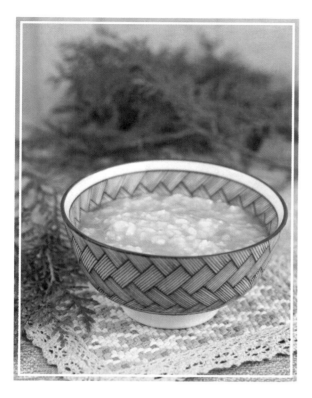

侧柏叶粥

[出处]

《遵生八笺》《老老恒言》。

[功效]

凉血止血，用于便秘、黑便、便血、痢血、呕血。

[材料]

侧柏叶250克，粳米100克。

[调料]

盐适量。

[做法]

1　将侧柏叶洗净，放入锅中，加水煎煮，滤渣留汤。

2　汤中倒入淘洗好的粳米，补足水，煮至粥稠，加盐调味即可。

专家箴言

　　侧柏叶苦涩性寒，可凉血止血，祛风湿，散肿毒，常用于便血、血痢、肠风、尿血、崩漏下血以及吐血、鼻血、咯血等血热证。《名医别录》说它"主吐血、衄血、痢血、崩中赤白"。《本草汇言》说它是"止流血，去风湿之药也。凡吐血、衄血、崩血、便血，血热流溢于经络者，捣汁服之立止"。有肠风脏毒、下血不止、大便有黑色瘀血或脓血、痔疮出血、急性及慢性细菌性痢疾、肠癌潜血、十二指肠溃疡出血者均宜食用。

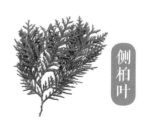

侧柏叶

胡萝卜粥

[出处]

《本草纲目》。

[功效]

宽中下气，利膈健胃，润肠排毒，用于食欲不佳、消化不良、久痢不愈、肠道肿瘤。

[材料]

胡萝卜、粳米各 100 克。

[做法]

1. 胡萝卜洗净，切成小丁；粳米淘洗干净。
2. 锅中倒入粳米和适量水，煮20分钟，放入胡萝卜丁，继续煮10分钟即可。

　　维生素A有抑制肿瘤的作用，而胡萝卜富含的胡萝卜素可转化为维生素A，因此，胡萝卜是名符其实的抗癌食物。

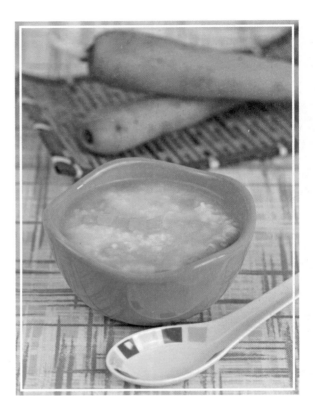

专家箴言

　　胡萝卜可健脾化滞，养血补虚，常用于消化不良、血虚肠燥、久痢不止等。《日用本草》说它"宽中下气，散胃中邪滞"。《纲目》说它"下气补中，利胸膈肠胃，安五脏，令人健食"。它既能去肠胃之邪，又能补虚强身，老人尤宜。

　　胡萝卜有助于人体黏膜组织修复，辅助治疗贫血，且其富含的抗氧化物质可抑制癌细胞增长，增强人体免疫力，是非常适合大肠癌患者的食疗品。

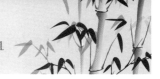

蜜炙萝卜

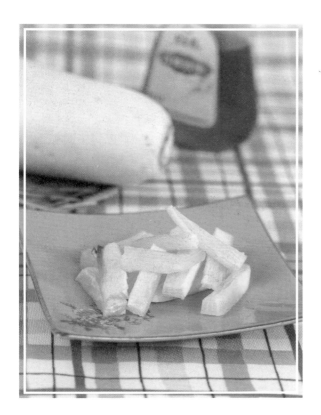

〔出处〕

《随息居饮食谱》。

〔功效〕

下气，化痰，止血，用于反胃吐食、噤口痢、肠风下血、大肠癌、肠梗阻。

〔材料〕

白萝卜250克。

〔调料〕

蜂蜜适量。

〔做法〕

1 将白萝卜洗净，去皮，切成条，用蜂蜜拌匀后码入烤盘，放入预热的烤箱。

2 烤箱设置上下火，温度180℃，烤20分钟即成。

专家箴言

白萝卜可消积滞，化痰热，下气宽中，解毒通肠，是上下通气的良药。用于食积胀满、消化不良、翻胃吐食、腹泻、痢疾、大肠便血、肠梗阻等。《唐本草》说它"散服及炮煮服食，大下气，消谷，去痰癖"。《食性本草》说它"行风气，去邪热气"。萝卜有一定的抗癌效果，且有助于大肠排气，是防治肠粘连、肠梗阻的常用品，肠癌患者最宜常吃。

烧茄子

[出处]

民间验方。

[功效]

清热消肿，散血宽肠，用于
肠风下血、便血、痔疮出
血、热毒疮痈。

[材料]

茄子300克，葱花、蒜蓉各
适量。

[调料]

酱油、鸡精、盐各适量。

[做法]

1 茄子洗净，切成滚刀块。

2 炒锅倒入油烧热，下葱花
炒香，放入茄块，炒至发
油亮时加酱油和水，烧5分
钟，加盐、鸡精调味，放
蒜蓉，炒出蒜香味即可。

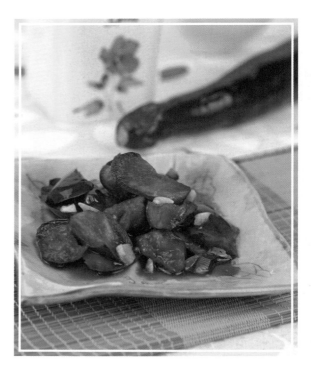

专家箴言

茄子性凉，可清热活血，散血宽肠，
消肿止痛。用于肠风下血、痔疮出血、热毒
疮痈、皮肤溃疡等。《滇南本草》说它"散
血，止乳疼，消肿宽肠，烧灰米汤饮，治肠
风下血不止及血痔"。《随息居饮食谱》说
它"活血，止痛，消痈，杀虫，已疟，瘕疝
诸病"。《圣济总录》中说："茄子酒，治
久患肠风泻血。"茄子也是很好的抗癌食
物，对防治大肠癌有一定作用。

茄子性寒滑利，脾胃虚寒、慢性腹泻、
消化不良者及孕妇不宜多食。

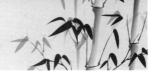

西洋参桂圆饮

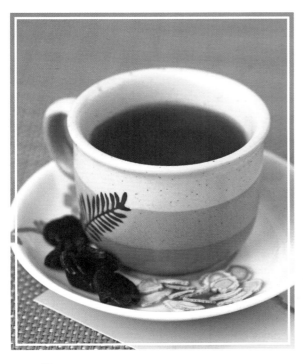

〔出处〕

《类聚要方》。

〔功效〕

补气养血，用于肠红、血痢、肠癌、大病体虚。

〔材料〕

西洋参10克，桂圆肉15克。

〔调料〕

冰糖适量。

〔做法〕

将西洋参、桂圆、冰糖一起放入锅中，加水煎煮，取汤饮用。

专家箴言

　　西洋参可补气养阴，清热生津，抗衰老，抗肿瘤，适合阴虚内热、久病体虚者补益气血。桂圆也叫龙眼肉，可补益心脾，养血安神，常用于气血不足、血虚萎黄、虚劳羸弱等虚弱证。

　　《类聚要方》中说"治肠红，西洋参蒸桂圆服之"。此方也可煎汁饮服，在《随息居饮食谱》中称为"玉灵膏"。此方可益气补血，提高免疫力，适合大肠灼热下血、便血、血痢、久病或术后虚羸者，有利于大肠癌术后恢复，并防止肿瘤复发。

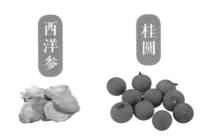

西洋参

桂圆

油菜炒木耳

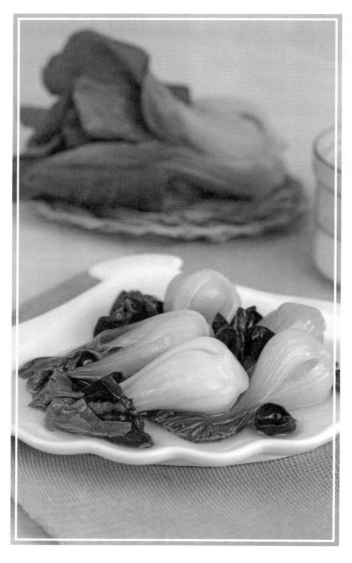

〔出处〕

民间验方。

〔功效〕

活血散瘀，消肿解毒，用于肠风下血、便血、痔血、大肠癌。

〔材料〕

油菜250克，水发黑木耳70克，葱花少许。

〔调料〕

盐、鸡精各适量。

〔做法〕

1 将油菜、和水发黑木耳分别择洗干净。

2 锅中倒入油烧热，下葱花炝锅，放入油菜和黑木耳翻炒至熟，加鸡精和盐调味即成。

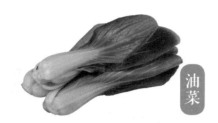

油菜

专家箴言

　　油菜古称芸薹或芸苔菜、青菜。可行瘀散血，消肿解毒，常用于肠风下血、血痢腹痛、丹毒、热毒疮肿等。《开宝本草》说它"破癥瘕结血"。《本草纲目》中说："血痢腹痛，用芸薹叶捣汁二合，加蜜一合，温服。肠风下血，治方同上。"《随息居饮食谱》说它"破结通肠"。

　　黑木耳也是净化肠道、解毒消肿、止血活血的良药，对肠风下血、大便潜血、肠道肿瘤、便秘、痔疮出血等均有防治作用。

　　常食此菜，可解毒消肿，活血散瘀，改善湿热毒火瘀积的不良肠道环境，避免肠内生成各类结块、肿瘤，从而起到预防大肠癌的作用。已患肠道肿瘤者常吃，可缓解出血症状，控制病情发展，有利于配合姑息治疗，预防肿瘤复发和转移，提高生活质量。

延伸用法：油菜汁

〔出处〕

《太平圣惠方》。

〔功效〕

行血散瘀，消痈肿毒，用于血痢腹痛、肠风下血。

〔材料〕

油菜200克，蜂蜜50克。

〔做法〕

油菜捣烂，绞取汁液，调入蜂蜜，温热后饮用。

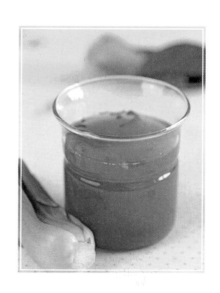

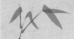
甲鱼汤

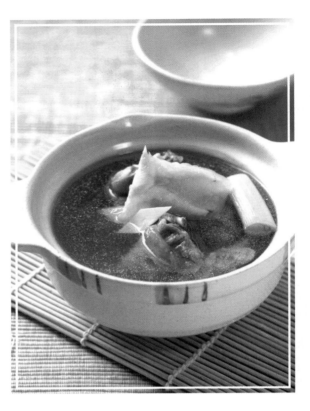

〔出处〕

《普济方》。

〔功效〕

滋阴清热，补血和中，用于痢疾、泻血、便血、痔血。

〔材料〕

处理干净的甲鱼200克，葱段、姜片各20克。

〔调料〕

料酒、盐各适量。

〔做法〕

将甲鱼剁块，放入砂锅，加水煮开，撇去浮沫，放入葱段、姜片、料酒和盐，小火煮2小时即成。

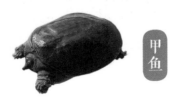

甲鱼

专家箴言

甲鱼肉可滋阴补血，清热补虚，和中止泻。《日用本草》说它"大补阴虚，作羹，截久疟不愈"。《医林纂要》说它"治骨蒸劳热，吐血，衄血，肠风血痔，阴虚血热之证"。现代研究证实，其能抑制肿瘤细胞，增强机体免疫功能，尤宜阴虚血热、肠癌便血、痔血、肠风下血、血痢、肺结核、咳血、劳倦体虚及肝肾疾病者食养，也常用于肿瘤术后调养。

胃有寒湿者忌服。

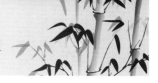

赤豆薏苡汤

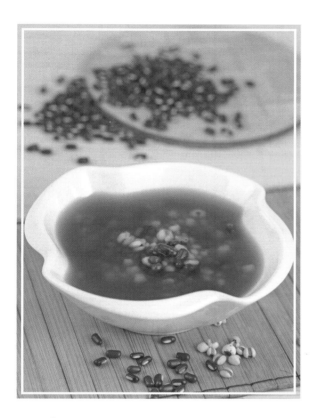

〔出处〕

《疡科捷径》。

〔功效〕

除湿热，利肠道，用于湿热气滞瘀阻所致大便溏泄、大小肠痈、肠癌便血。

〔材料〕

赤小豆、薏苡仁各30克，冰糖适量。

〔做法〕

赤小豆、薏苡仁分别洗净，加水和冰糖，煮至豆烂汤浓。

《疡科捷径》中说"赤豆薏苡汤。治大小肠痈，湿热气滞瘀凝所致：赤小豆、薏苡仁、防己、甘草，煎汤服"。为方便日常食用，本书只取赤小豆和薏苡仁，安全有效，久服无忧。

专家箴言

赤小豆可利水消肿，解毒排脓，用于痈肿疮毒、肠痈腹痛、泄痢、便血。《神农本草经》说它"排痈肿脓血"。《药性论》说它"消热毒痈肿，散恶血、不尽、烦满"。

薏苡仁可健脾渗湿，除痹止泻，清热排脓。用于脾虚泄泻、肠痈、慢性胃肠病、慢性溃疡等。其能抑制肿瘤细胞生长，有抗癌作用，尤宜"肠内有痈脓者"。

此方有助于改善肠道湿热环境，排解痈肿脓血，对防治肠道肿瘤有益。

荸荠熟地汤

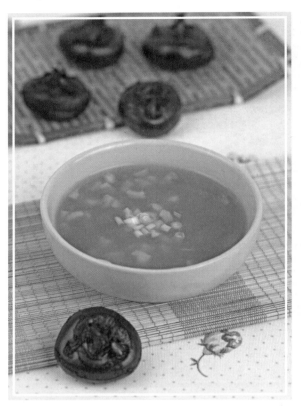

[出处]

《辨证录》。

[功效]

滋阴补血，清热止血，用于大肠火热郁结所致大肠下血、便血。

[材料]

熟地黄30克，荸荠丁150克。

[调料]

香葱末、盐各少许。

[做法]

先用熟地黄加水煎取汤汁，再放入荸荠丁煮成汤，加入各调料即成。

《辨证录》记载，此方主治"肾水无济于大肠，故火旺而致大便出血者，或粪前而先便血，或粪后而始来。"可用于改善肠癌便血症状。

专家箴言

荸荠也叫马蹄，可清热利湿，化痰消积，用于热痢、便血、痔疮出血等。《滇南本草》说它"治腹中热痰，大肠下血"。《本草纲目》说它"主血痢、下血、血崩"。

熟地黄可滋阴补血，常用于血虚萎黄、崩漏下血等。《珍珠囊》说它"大补血虚不足，通血脉，益气力"。尤宜因长期便血导致血虚者。

脾胃虚弱而致大便溏泄者不宜食用。

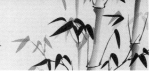

猪肠
芫荽汤

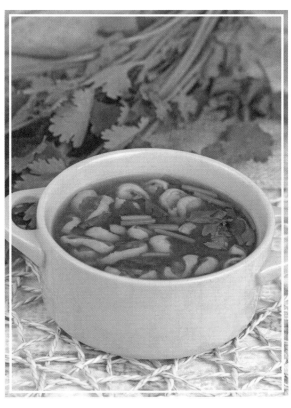

[出处]

《救急方》。

[功效]

祛风辟秽，补肠止血，用于
肠风脏毒、大便出血。

[材料]

猪大肠 100 克，芫荽 50 克。

[调料]

酱油、料酒、盐各适量。

[做法]

1 将猪大肠洗净、切段，焯
水；芫荽洗净，切段。

2 锅中放入猪大肠和适量水
烧开，撇净浮沫，倒入料
酒、酱油，煮20分钟，加
盐调味，撒上芫荽即可。

专家箴言

　　芫荽也叫胡荽、香菜，味辛，性温，
可发表透疹、健胃消积，也常用于肠风、痔
疮疼痛、血痢、脱肛等。《日用本草》说它
"消谷化气，通大小肠结气"。

　　猪大肠味甘，性微寒，归大肠经。可润
肠，补虚，有"以脏养脏、以形补形"的作
用，是调养肠道疾病的良药。

　　此菜可祛除大肠邪气，又有一定的止血
作用，尤宜大便出血者调养。

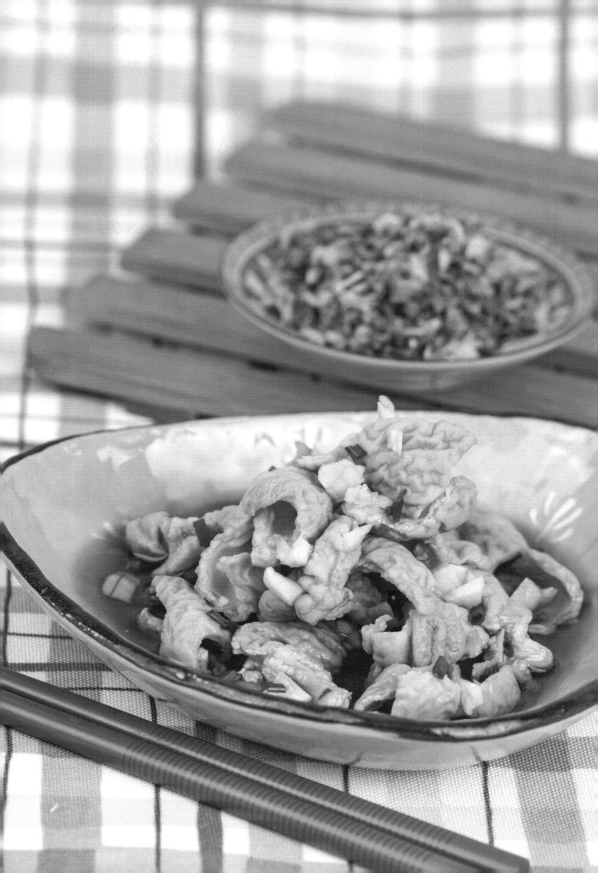

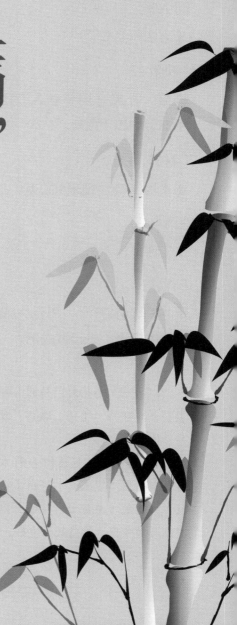

捌

消肿止痛，痔疮出血能缓解

用于内外痔肿痛、痔疮出血、脱肛、肛裂、肛瘘等。

桑耳粥

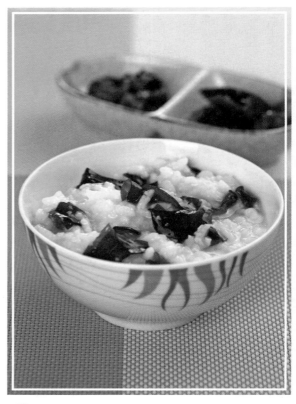

[出处]

《寿亲养老书》。

[功效]

破瘀，补虚，用于老人五痔下血、烦热、羸瘦。

[材料]

黑木耳50克，粳米100克。

[调料]

盐少许。

[做法]

黑木耳加水煎汁，再倒入淘洗好的粳米，一起煮成粥。

"五痔"是指肛门痔的五种类型，即牡痔、牝痔、脉痔、肠痔、血痔的合称。

桑耳为寄生于桑树上的木耳，包括黑（黑木耳）、白（银耳）、黄色（桑黄）。其中，以黑木耳最多见，治痔效果也好。

专家箴言

黑木耳可凉血止血，活血散瘀，常用于治肠风、痔血、血痢等。《本草纲目》说它"治痔"。《随息居饮食谱》说它"补气耐饥，活血，治跌仆伤。凡崩淋血痢，痔患肠风，常食可疗"。《太平圣惠方》中说"治五痔，桑耳二两。捣细罗为散，每于食前，以粥饮调下二钱。"常食此粥，对痔疮及热毒痢疾、肿瘤引起的肠道出血均有益处。

虚寒溏泄者慎服。

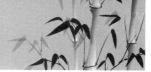
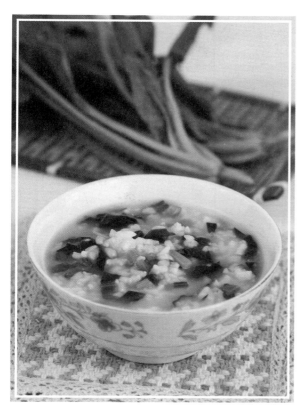

菠菜粥

[出处]

《本草纲目》。

[功效]

养血活血，清热润便，用于大便涩滞、痔疮出血。

[材料]

菠菜、粳米各100克。

[调料]

盐少许。

[做法]

1 将菠菜洗净，切段。

2 粳米淘洗干净，加水煮至粥稠时放入菠菜，再煮沸，加盐调味即可。

专家箴言

　　菠菜又称菠棱，可养血止血，润燥通肠，用于痔疮出血、便血、大便涩滞等。《本草求真》中说它"何书皆言能利肠胃。盖因滑则通窍……质滑而利，凡人久病大便不通，及痔漏关塞之人，咸宜用之"。《随息居饮食谱》说它"开胸膈，通肠胃，润燥活血，大便涩滞及患痔人宜食之"。

　　《本经逢原》中说："冷滑尤甚。"故脾胃虚寒、便溏者不宜多吃。

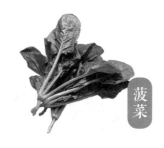

菠菜

鳝鱼粥

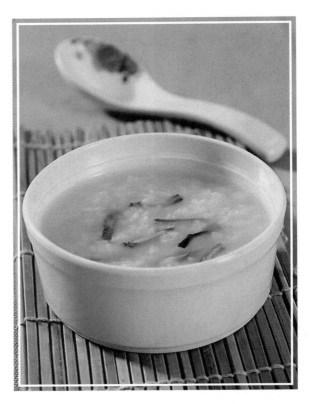

[出处]

《本草纲目》。

[功效]

祛虚损，止痔血，用于内痔
下血、气虚脱肛。

[材料]

鳝鱼肉 150 克，粳米 100 克。

[调料]

料酒、盐、胡椒粉各适量。

[做法]

1 鳝鱼肉切丝，用料酒抓匀；
粳米淘洗干净。

2 锅中倒入粳米和适量水，
煮至粥稠时放入鳝鱼丝，
煮5分钟，加盐、胡椒粉调
味即可。

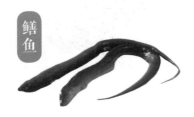

鳝鱼

专家箴言

　　鳝鱼也叫黄鳝，可补虚损，除风湿，
强筋骨，常用于痨伤、风寒湿痹、下痢脓
血、痔瘘等。《本草纲目》说它"专贴一切
冷漏、痔瘘、臁疮"。"内痔出血，煮食鳝
鱼可治"。李时珍说："鳝善穿穴，与蛇同
性。故能走经络，疗风邪及诸窍之病。"
《本草求真》说它"同米粉煮羹，下入而收
痔"。

　　虚热及外感病患者慎服。

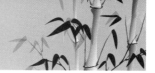

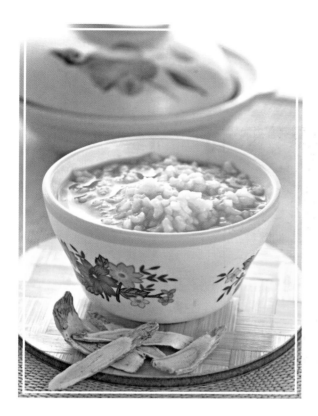

黄芪粥

[出处]

《太平圣惠方》。

[功效]

益气固脱，止血止泻，用于五痔下血、久泻脱肛。

[材料]

黄芪30克，粳米100克。

[做法]

1 锅中放入黄芪和适量水，煎煮20分钟，去渣留汤。

2 汤中放入淘洗好的粳米，补足水，煮至粥成。

专家箴言

黄芪是常用补气药，也是治疮痈圣药。可益气补虚，利尿托毒，排脓敛疮，生肌固表，常用于气虚乏力、食少便溏、中气下陷、久泻脱肛、便血崩漏、自汗、水肿、慢性溃疡、疮口久不愈合等。

此粥尤宜劳倦乏力、气虚下陷、久泻而致痔疮出血、脱肛者调养，能促进痔疮痈肿溃破愈合、肛门托升，也适合老年人气虚便秘所致痔疮者。

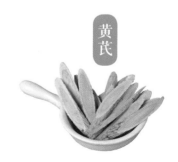

黄芪

凉拌五丝

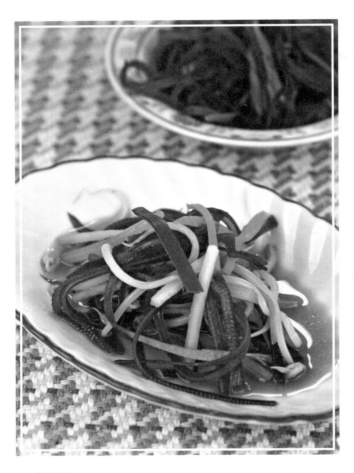

[出处]
民间验方。

[功效]
清热解毒，缓泻通便，消除疮肿，用于便秘、痔疮、肛瘘。

[材料]
海带、胡萝卜、牛蒡根、豆芽菜、芹菜各100克。

[调料]
豉汁、米醋各15克，白糖、盐、鸡精、香油各适量。

[做法]

1 胡萝卜、牛蒡根去皮，切成丝；芹菜择洗净，切丝；海带洗净，切丝；豆芽菜洗净。以上五种丝分别焯水后，码入盘中。

2 将所有调料放入碗中，调配成凉拌汁，浇在五丝上，拌匀即可。

海带消痰软坚，利水消肿，清热润下，常用于大便秘结、小便不利、水肿等。《神农本草经疏》说它"咸能软坚，其性润下，寒能除热散结，故主十二种水肿、瘰疬聚结气、瘘疮"。

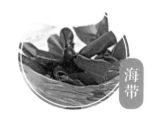

海带

胡萝卜可健脾，化积滞，用于消化不良、久痢、疝肿、痔漏、肠癌等，其对肠胃等黏膜组织有一定养护作用，能促进溃疡、疮肿愈合。

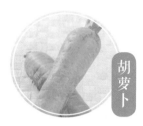

胡萝卜

牛蒡根可散风热，消毒肿，用于痈疖恶疮、痔疮肿痛、脱肛等。《医部全录》说它"清热解毒，健脾，治无名肿毒"。牛蒡根外用亦可，《食疗本草》中说"热毒肿，捣根及叶封之"。

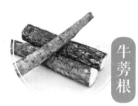

牛蒡根

豆芽菜可清热消暑，解毒利尿，清肠抗癌，对防治大肠癌有一定作用。

芹菜可平肝清热，祛风利湿，解毒止血，化瘀散结，用于烦热郁结、疮疡肿毒及痔血、尿血等。捣烂或煎汤外用于疮肿患处亦有效。

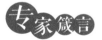

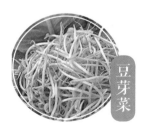

豆芽菜

专家箴言

此菜由五种高膳食纤维的通肠食材组成，能促进肠道蠕动，使肠道毒邪得以排出，既可清大肠之热，又能起到濡润涵养的作用，对实热便秘、痔疮肿胀、肛门灼痛均有调养改善作用。此外，饮食肥甘油腻、烦热上火、疮疡肿痛、水肿、肥胖及高血压、高血脂、糖尿病患者也宜常食。

虚寒腹泻、便溏者及孕妇不宜多吃。

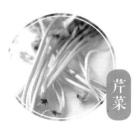

芹菜

槐米大肠

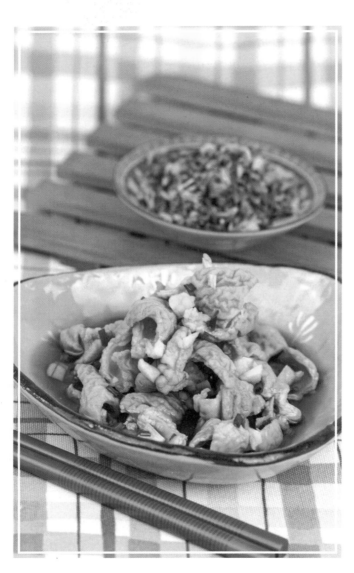

〔出处〕

《本草易读》。

〔功效〕

凉血止血，用于便血、热痢、痔瘘下血、肠风脏毒。

〔材料〕

猪大肠250克，槐花10克，葱末、蒜蓉各15克。

〔调料〕

料酒、米醋、盐各适量。

〔做法〕

1 猪大肠洗净，切段，焯水；槐花煎取汤汁。

2 锅中倒入油烧热，下葱末爆香，放入猪大肠翻炒，烹入料酒和米醋，加入槐花汤汁和适量水煮30分钟，放入盐，大火收汁，放入蒜蓉炒匀出锅。

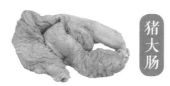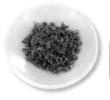

猪大肠也叫肥肠，可润肠、补虚，用于肠风脏毒、痔瘘下血、脱肛。因其有"以肠补肠"的作用，故肛肠疾病患者均宜食用。《本草纲目》说它"润肠治燥，调血痢脏毒"。

猪大肠除了直接煮食外，与其他通肠食材合用，整肠疗痔的效果更佳。如《救急方》中说"肠风脏毒，猪大肠一条，入芫荽在内煮食。"又如，《泉州本草》中记载，以红薯炖猪大肠，可消痛，散结，补肠，通便，治痔疮漏血、大便秘结。

猪大肠胆固醇及脂肪含量偏高，高血脂、肥胖者不宜多吃。外感及脾虚滑泄者忌食。

槐花也叫槐米，为槐树的干燥花及花蕾。可凉血止血，清肝泻火，常用于肠风便血、痔疮下血、血痢、尿血、崩漏、吐血、肝热目赤等出血证。《日华子本草》说它"治五痔，心痛，眼赤，杀腹藏虫及热，治皮肤风，并肠风泻血，赤白痢"。《医学启源》说它"凉大肠热"。《本草正》说它"凉大肠，杀疳虫。治痈疽疮毒，阴疮湿痒，痔漏，解杨梅恶疮，下疳伏毒"。《本草求真》说它"治大、小便血，舌衄"。

槐花常与绿茶、蜂蜜、马齿苋等合用，治便血、痔疮出血、大肠癌潜血等肛肠出血证。

脾胃虚寒者慎服。

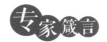

此方在《本草易读》《奇效食方》等多部医书中均有记载，原方名为"猪脏丸"，治"痔瘘下血：猪大肠一条，入槐米末令满，醋煮烂捣丸服，酒下"。为制作方便，此处改为直接食用，而不再制成丸，功效不减。

此方可用于肛肠热毒壅滞所致的便秘或热痢、便血、痔疮出血、肛瘘等。脾胃虚寒滑泻者不宜食用。

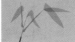

凉拌鱼腥草

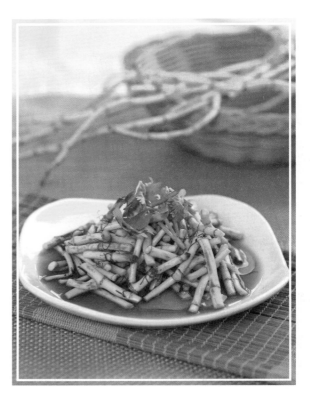

〔出处〕

民间验方。

〔功效〕

清热解毒，消肿消炎，用于痔疮肿痛、脱肛、热痢等。

〔材料〕

鱼腥草200克，香菜20克。

〔调料〕

生抽、白醋、辣椒油各15克盐、鸡精各适量。

〔做法〕

1 鱼腥草择洗干净，切段，焯熟；香菜择洗干净，切成段。

2 将鱼腥草装盘，放入所有调味料，搅拌均匀，撒上香菜段即成。

专家箴言

鱼腥草也叫侧耳根，可清热解毒，消痈排脓，利尿通淋，用于痈肿疮毒、热痢、痔疮、脱肛及肺痈、热淋、湿疹等。《本草纲目》说它"散热毒痈肿，疮痔脱肛，断痁疾，解硇毒"。《滇南本草》说它"治大肠热毒，疗痔疮"。鱼腥草有抗菌消炎作用，用于热毒痈肿及外痔肿痛时，可单味煎汤内服，也可用鲜草捣烂，外敷或煎汤熏洗患处，有脓者溃，无脓者自消。

鱼腥草久食损阳气，有虚寒症者不宜多吃。

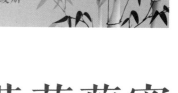

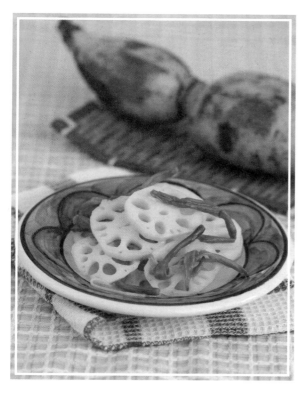

黄花藕蜜

[出处]

民间验方。

[功效]

养血补虚，化瘀消肿，清热止血，用于大肠热瘀所致的痔疮、出血、肛裂、便秘。

[材料]

黄花菜50克，藕100克。

[调料]

蜂蜜60克。

[做法]

将黄花菜、藕洗净，藕切片，共入砂锅内，加适量水煎熟，盛出待温凉，调入蜂蜜，连汤服食。

专家箴言

　　黄花菜也叫金针菜，可养血止血，利湿热，宽胸膈，常用于痔疮、便血等。《本草纲目》说它"通结气，利肠胃"。研究显示，早饭前1小时服黄花菜煎汁（加红糖），连服3～4天，可治内痔出血。

　　藕可凉血散瘀，健脾补血，常用于各类出血证，对便血、血痔、赤白血痢、尿血、吐血等均有防治效果。《日用本草》说"凡呕血、吐血、瘀血、败血，一切血证宜食之"。《滇南本草》说它"多服润肠肺，生津液。"

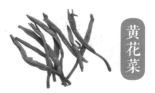

黄花菜

鲇鱼汤

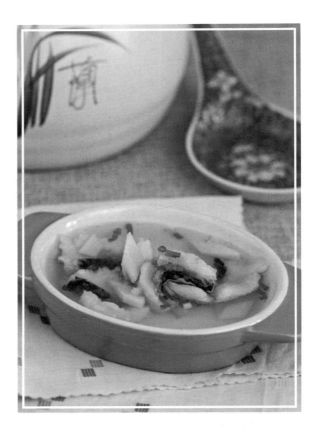

[出处]

《本草纲目》。

[功效]

补虚，疗痔，用于痔疮下血、肛痛、赤白下痢。

[材料]

鲇鱼肉150克，姜片、葱末各20克。

[调料]

料酒、淀粉各10克，盐适量。

[做法]

1 将鲇鱼肉洗净，切片，用料酒、淀粉抓匀。

2 锅中倒水烧开，下入鲇鱼片滑散，加料酒和盐，煮5分钟，撒上葱末即成。

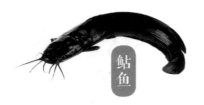

鲇鱼

专家箴言

　　鲇鱼也叫鲶鱼、胡子鲢，可补气，滋阴，催乳，开胃，利小便，用于痔血肛痛、脾胃亏虚、食少纳差、水肿等。《食经》说它"主风冷冷痹，赤白下痢，虚损不足，令人皮肤肥美"。《本草纲目》中说它"五痔下血肛痛，同葱煮食之"。《随息居饮食谱》说它"利小便，疗水肿、痔血、肛痛"。对于长期便血、痔血者，此方不仅能止血，还能补充营养，疗补虚损。

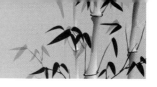

鳗鲡鱼羹

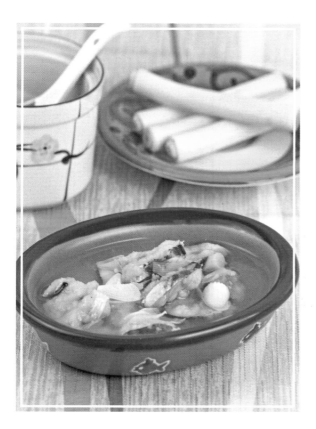

〔出处〕

《食医心镜》《寿亲养老书》。

〔功效〕

补虚，杀虫，疗痔瘘，用于五痔瘘疮久不愈、肛门肿痛。

〔材料〕

鳗鲡鱼肉 500 克，葱白 30 克。

〔调料〕

料酒、盐、胡椒粉各适量。

〔做法〕

1 将鱼肉、葱白分别切段。

2 锅中倒水烧开，下入鱼肉、葱段，加入各调料，煮 10 分钟即成。

专家箴言

　　鳗鲡鱼也叫鳗鱼、白鳝，可补虚羸，祛风湿，杀虫，用于肠风、痔漏、疮疡、小儿疳积等。《名医别录》说它"主五痔疮瘘，杀诸虫"。《食疗本草》说它"熏痔，患诸疮瘘及疬疡风，长食之甚验"。《日用本草》说它"补五脏。治一切风疾，肠风下血"。《神农本草经疏》中说："鳗鲡鱼甘寒而善能杀虫，故骨蒸劳瘵（痨病），及五痔疮瘘人常食之，有大益也。"

　　病后脾肾虚弱、痰多泄泻者忌服。

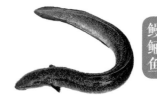

鳗鲡鱼

木耳柿饼羹

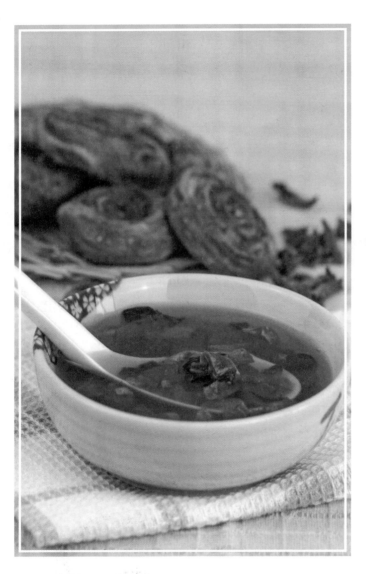

〔出处〕

民间验方。

〔功效〕

活血止血，用于便血、内外痔及痔疮出血。

〔材料〕

黑木耳6克，柿饼50克。

〔调料〕

白糖适量。

〔做法〕

1 将黑木耳用温水泡发，洗净，切碎；柿饼洗净，切碎。

2 黑木耳、柿饼入锅内，加适量水煮熟烂，加白糖拌匀即可。

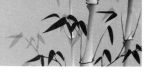

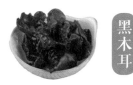

黑木耳

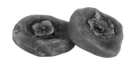

柿饼

黑木耳可凉血止血，散瘀血，止泄痢，常用于肠风便血、血痢、血淋、崩漏、便秘、痔疮等。唐代医学家孟诜说它"利五脏，宣肠胃气拥毒气"。《日用本草》说它"治肠癖下血，又凉血"。《随息居饮食谱》说它"凡崩淋血痢，痔患肠风，常食可疗"。黑木耳既能防治便秘、痔疮，又能止热痢、便血，且有净肠解毒、预防肠癌的作用，是"肠道保护神"。

柿饼可润肺，涩肠，止血，常用于肠风、痔漏、痢疾、吐血、咯血、血淋等出血证。《嘉佑本草》说它"厚肠胃，涩中，健脾胃气，消宿血"。《本草纲目》说它"治反胃，咯血，血淋，肠澼，痔漏下血"。《本草通玄》说它"治血淋、便血"。《随息居饮食谱》说它"健脾补胃，润肺涩肠，止血，充饥，杀疳，疗痔，治反胃，已肠风"。

专家箴言

此方适合大便出血、痔疮出血者，脾胃虚寒所致泄泻者不宜食。便秘及肠梗阻者忌食柿子。

直肠癌手术前后不宜吃柿饼、柿子

直肠癌手术前后，如果没有肠梗阻，是可以吃柿子的。但柿子、柿饼含柔酸物质，有涩肠作用，容易使食物凝结成团，可能导致"粪石"生成，进而造成肠梗阻。为避免这一危险，直肠癌手术前后的患者尽量不要吃柿子、柿饼。

其他无便秘、肠梗阻的肠癌患者吃柿子无妨且有益，尤其是和黑木耳一起吃，可以预防"粪石"产生，因为黑木耳能溶解和排除肠道内难以消化的异物，使粪块难以附着、增大，形成结石。

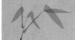
炖香蕉

〔出处〕

《岭南采药录》。

〔功效〕

清热润肠，解毒止痛，用于便秘、痔疮、痔血、肛裂及便后出血。

〔材料〕

香蕉2个。

〔做法〕

将香蕉带皮洗净，切段，放入锅中，加水炖熟，连皮食之。

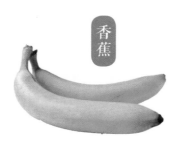

香蕉

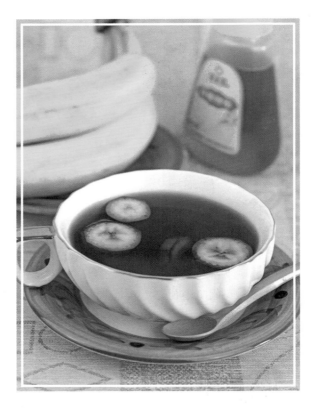

专家箴言

香蕉甘涩性寒，可清热解毒，利尿消肿，润肠通便，用于热病烦渴、大便干燥难解、痔血、肛裂、大便带血、高血压等。《本草求原》说它"止渴润肺解酒，清脾滑肠；脾火盛者食之，反能止泻止痢"。

香蕉皮也有改善痔疮及便血、消炎止痛的功效，故不要去掉。除了食用外，将香蕉皮捣烂成泥，外涂于疮疡处，还可促进疮口愈合，对促进痔疮消肿、止血十分有益。

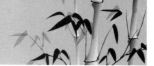

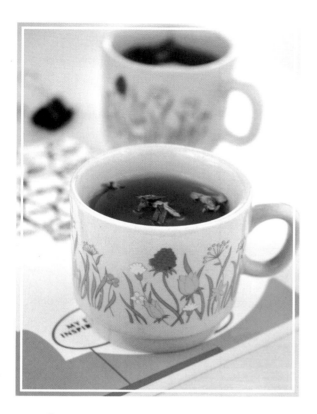

槐花蜜茶

〔出处〕

《备急千金要方》。

〔功效〕

清热凉血，用于痔疮下血、肠癌便血。

〔材料〕

槐花6克，蜂蜜20克，绿茶3克。

〔做法〕

将槐花、绿茶放入杯中，以沸水冲泡，待温凉时调入蜂蜜饮用。早晚2次分饮。

专家箴言

　　槐花能凉血止血，清肝泻火，可用于便血、痔血、血痢等。《证类本草》说它"治五痔，心痛，眼赤，杀脏藏虫及热，治皮肤风并肠风泻血，赤白痢，并炒服"。现代研究证实，槐花有很强的抗炎、抗溃疡作用，能促进痔疮愈合，清大肠之热邪而止血，是肛肠疾病的常用药。

　　绿茶有清热利湿的作用，蜂蜜则润肠通便，有助于修复黏膜组织。二者与槐花合用，疗痔止血效果更好。脾胃虚寒者慎服。

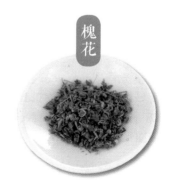

槐花

图书在版编目（CIP）数据

古方中的清肠家常菜 / 余瀛鳌，陈思燕编著 . —北京：
中国中医药出版社，2020.9
（简易古食方护佑全家人丛书）
ISBN 978 - 7 - 5132 - 6253 - 8

Ⅰ . ①古… Ⅱ . ①余… ②陈… Ⅲ . ①食物疗法 – 菜谱
Ⅳ . ① R247.1 ② TS972.161
中国版本图书馆 CIP 数据核字（2020）第 094901 号

中国中医药出版社出版
北京经济技术开发区科创十三街 31 号院二区 8 号楼
邮政编码 100176
传真 010-64405750
河北新华第二印刷有限责任公司印刷
各地新华书店经销

开本 710×1000 1/16 印张 13 字数 140 千字
2020 年 9 月第 1 版 2020 年 9 月第 1 次印刷
书号 ISBN 978 - 7 - 5132 - 6253 - 8

定价 59.00 元
网址 www.cptcm.com

社长热线 010–64405720
购书热线 010–89535836
维权打假 010–64405753

微信服务号 zgzyycbs
微商城网址 https：//kdt.im/LIdUGr
官方微博 http：//e.weibo.com/cptcm
天猫旗舰店网址 https：//zgzyycbs.tmall.com

如有印装质量问题请与本社出版部联系（010-64405510）